AF743311

Chimie du végétal au Congo

Cas de quelques plantes médicinales

© L'Harmattan, 2020
5-7, rue de l'Ecole-Polytechnique, 75005 Paris

www.editions-harmattan.fr

ISBN : 978-2-343-15802-0
EAN : 9782343158020

Alphonse EKOUYA

Chimie du végétal au Congo

Cas de quelques plantes médicinales

L'Harmattan

Du même auteur

Bref Historique de Mossaka dans les Secteurs de la Santé et de l'Education, Editions Presse et Culture (Brazzaville, 2014)

A Monsieur le Professeur Théophile Obenga

Aux pionniers de la Chimie du Végétal au Congo
qui ont frayé, souvent sans grands moyens,
le chemin de la recherche en phytochimie
au niveau national.

Sommaire

Introduction 11

Première partie
Etude des plantes utilisées dans le traitement des dermatoses de type « mwandza »

Chapitre 1
Essai de définition de la maladie « mwandza » 21

Chapitre 2
Faux amis ou similitudes du « mwandza »
avec diverses dermatoses 25

Chapitre 3
Enquêtes ethnobotaniques et ethno pharmacologiques 33

Chapitre 4
Plantes prioritaires entrant dans le traitement du « mwandza » 51

Chapitre 5
Screening pharmacologique 75

Chapitre 6
Etude chimique de deux plantes utilisées dans le traitement des dermatoses « mwandza » : le Klainedoxa gabonensis Pierre ex Engl. et le Sacoglottis gabonensis (Baill.) Urban. 83

Références bibliographiques 141

Deuxième partie
Etude des plantes utilisées dans le traitement des parasitoses intestinales

Chapitre 7
Généralités sur les helminthes et la parasitose intestinale 153

Chapitre 8
Etude ethnobotanique de quelques plantes anthelminthiques utilisées au Congo 171

Chapitre 9
Evaluation de l'activité anthelminthique de *Millettia versicolor* Baker et de quelques autres plantes 177

Chapitre 10
Screening chimique de *Millettia versicolor* et de quelques autres plantes antheminthiques utilisées au Congo 189

Chapitre 11
Etude chimique de *Millettia versicolor* Baker 197

Références bibliographiques 213

Conclusion 219

Introduction

Depuis la plus haute antiquité, les plantes sont utilisées pour soigner et guérir les hommes et les animaux. Ainsi l'histoire de la phytothérapie, avec cette quête permanente de l'homme sur la connaissance des plantes pour se soigner, se trouve associée, sur tous les continents, à l'évolution des civilisations.

L'homme a appris à cueillir, à choisir les plantes qui convenaient à ses besoins, tant pour se nourrir que pour se protéger, pour se soigner, pour agir sur lui-même et sur les autres.

A travers les civilisations, ce sont aussi les plantes qui lui fournissent le poison qui foudroie à distance ses proies ou ses ennemis. Ce sont les plantes encore qui lui procurent la joie, l'ivresse ou l'oubli. Ce sont toujours les plantes qui le dotent de pouvoirs étranges et redoutables.

L'utilisation rationnelle dans le monde entier, en Asie, en Afrique, en Amérique, en Europe et en Océanie, du laboratoire naturel des ressources de la flore par les détenteurs du savoir traditionnel depuis des millénaires, fait partie de ce qu'on appelle « médecine traditionnelle » ou « médecine naturelle ». Cette connaissance des végétaux devint un savoir transmis de génération en génération, de père en fils, de maître à élève, de l'initié au novice etc.

Cette médecine douce se réfère à l'emploi des recettes à base de plantes, mises au point de façon « empirique » par les guérisseurs traditionnels auxquels on donne différents noms : tradithérapeutes, tradipraticiens, guérisseurs traditionnels etc. A l'empirisme ancestral, succède une nouvelle thérapeutique scientifique due à une meilleure connaissance des plantes et de leurs principes actifs : la phytothérapie.

A travers des siècles, l'analyse fine et le réductionnisme ont déterminé l'esprit humain ou plus précisément l'esprit scientifique, à s'écarter de plus en plus de la vision naturelle des choses. Quand on extrait une molécule active d'une plante, le souci du scientifique ou de l'industriel, est de passer à la phase de synthèse plutôt que de continuer à recourir au génie de la plante.

C'est ainsi que, de fil en aiguille, la médecine naturelle s'est vue reléguer au second plan, voire, à l'abandon. On assiste alors effectivement au déclin de la médecine naturelle au profit de la médecine classique dite « moderne ».

Après des décennies de rejet officiel de la médecine naturelle ou médecine traditionnelle, nous vivons actuellement une tendance qui vise de plus en plus à recourir à la nature. Les Américains ont, depuis longtemps, pris les devants face à certains échecs thérapeutiques de la médecine moderne. Le Parlement européen leur a emboîté le pas, en se prononçant le 29 mai 1999, pour un statut des médecines non conventionnelles.

Et si aujourd'hui le médicament prend une place importante dans l'arsenal thérapeutique, il reste encore bien des substances actives à découvrir dans le monde végétal. La phytothérapie, cette médecine qui utilise les plantes directement dans les traitements, perfectionne sans cesse ses méthodes.

Les substances naturelles isolées des végétaux sont souvent à l'origine de nombreuses découvertes scientifiques dans les principales classes thérapeutiques et aujourd'hui, directement ou indirectement, 40% des médicaments [1] utilisés dans les pays industrialisés en sont issus.

Nous devons cependant admettre que malgré l'absence de l'expérimentation classique dans la médecine traditionnelle, celle-ci suit une logique ou encore mieux, une approche qui fait que la plupart des recettes médicamenteuses végétales présentent une certaine activité, à condition de les utiliser sans leur faire subir au préalable des modifications au niveau de leur mode de préparation et au niveau du solvant extractif. Une recette végétale peut s'étendre d'une région à une autre, d'un pays à un autre, pourquoi pas d'un continent à un autre, en fonction de sa disponibilité.

Le Congo Brazzaville dispose d'une flore riche et variée estimée à 6500 espèces dont 1500 espèces médicinales [2-11]. A l'heure où la communauté scientifique prend une part active et de façon complémentaire, dans la valorisation de cette médecine traditionnelle, domaine plein de dynamisme dont l'exploitation de l'héritage phytothérapeutique ne peut demeurer statique et se contenter de transcriptions de recettes traditionnelles, comme cela a été le cas depuis de trop nombreuses années, quelques scientifiques congolais se sont intéressés à la pharmacopée traditionnelle congolaise et plus généralement, à la phytochimie. Ils constituent à ce titre, selon notre appréciation, la classe des pionniers des « chimistes du végétal », ou mieux, la classe des pionniers des phytochimistes congolais. Nous en donnons ci-après la liste.

- Professeur Laurent Tchissambou : recruté à l'université le 02 novembre 1971 avec un Doctorat Troisième Cycle de Chimie Organique, il est le premier congolais à occuper les fonctions de Chef du Département de Chimie de la Faculté des Sciences de l'Université Marien Ngouabi. Très tôt, il réalise que ses travaux de recherche auraient un certain impact sur la société congolaise s'ils portaient sur la Chimie du végétal et non sur la Chimie organique pure. Il décide alors d'aller préparer une Thèse de Doctorat d'Etat sur quelques plantes médicinales congolaises à l'Institut des Substances Naturelles de Gif-sur-Yvette à Paris en France, haut Institut spécialisé de phytochimie du Centre National de Recherche Scientifique CNRS français. Ce faisant, le jeune Tchissambou vient d'opter pour une réorientation fondamentale de sa formation initiale. Revenu de cette formation après la soutenance de sa Thèse de Doctorat d'Etat sur l'extraction et la synthèse d'alcaloïdes de plantes congolaises, le Professeur Laurent Tchissambou a ouvert et animé au sein du Département de Chimie de la Faculté des Sciences, un laboratoire de recherche en phytochimie dénommé Laboratoire de Chimie des Plantes Médicinales LCPM. Avec la collaboration de quelques chimistes qui s'intéressaient à cette spécialité plutôt proche des préoccupations de nos populations, quelques résultats intéressants ont été obtenus. En cette qualité de phytochimiste, le Professeur Laurent Tchissambou a été nommé premier Directeur du Centre d'Etudes des Ressources

Végétales CERVE, un Centre de recherche de la Délégation Générale de Recherche Scientifique et Technologique.

- Professeur Alphonse Ekouya : Cette liste des chimistes congolais pionniers en phytochimie se voulant être chronologique, l'auteur de cet ouvrage se voit, à son corps défendant, de parler de lui à ce niveau. Recruté à l'université le 18 septembre 1974 avec un Doctorat Troisième Cycle de Chimie organique, spécialité Chimie organométallique, il est le deuxième congolais à occuper les fonctions de Chef du Département de Chimie de la Faculté des Sciences de l'Université Marien Ngouabi. Il repart très tôt préparer une Thèse de Doctorat d'Etat sur la même spécialité de la chimie organométallique à Bordeaux et soutient, le 20 décembre 1978, sa Thèse intitulée « C-silylation par le système $Me_3SiCI/Li/THF$: synthèse de nouveaux composés siliciés fonctionnels ». Revenu au pays en janvier 1979, il prend conscience, comme son collègue Tchissambou, qu'il convient d'opérer une réorientation fondamentale de ses travaux de recherche afin de leur conférer un contenu proche des préoccupations du peuple et de la nation. Il a alors décidé d'opérer une reconversion risquée sur la Chimie du végétal, particulièrement sur la Chimie des plantes médicinales. Il a pour ce faire, effectué des stages d'initiation à la phytochimie, tour à tour, à l'Université Cheik Anta Diop de Dakar, au Laboratoire des Produits Naturels du Professeur J.M. Kornprobst en 1981 et à l'Université du Bénin à Lomé, au Laboratoire de Feu le Professeur Messanvi Adjangba en 1982. Nanti désormais de quelques arguments sur la chimie des substances naturelles, le Professeur Alphonse Ekouya a alors valablement intégré l'Equipe de recherche en phytochimie du Laboratoire de Chimie des plantes médicinales LCPM de la Faculté des Sciences. Avec la collaboration des autres phytochimistes et celle des techniciens, des résultats intéressants ont été obtenus. Par la suite, avec beaucoup d'autres collègues, nous avons ouvert, courant 2000, une Formation Doctorale dénommée « Valorisation des Plantes Aromatiques et Médicinales VPAM ». Comme soutien à la Formation Doctorale, nous avons crée un groupe de recherche multidisciplinaire dénommé

« Groupe d'études et de recherche sur la pharmacopée et la médecine traditionnelle au Congo ». Depuis l'année 2000, beaucoup de Mémoires de Diplôme d'Etudes Approfondies DEA et de Thèses de Doctorat d'Université et d'Etat en phytochimie ont été soutenus au sein de notre Formation Doctorale.

- Feu Professeur Maurice Onanga : recruté à l'université le 18 septembre 1974 avec un Doctorat Troisième Cycle de Chimie organique pure, il est le troisième congolais à occuper les fonctions de Chef du Département de Chimie de la Faculté des Sciences de l'Université Marien Ngouabi. Lui également, réalise assez vite la nécessité d'une recherche orientée vers la résolution des problèmes quotidiens des populations congolaises. Comme le Professeur Laurent Tchissambou, il décide d'aller préparer une Thèse de Doctorat d'Etat sur quelques plantes médicinales congolaises à l'Institut des Substances Naturelles de Gif-sur-Yvette à Paris en France. Revenu de cette formation après la soutenance de sa Thèse de Doctorat d'Etat sur l'extraction et la synthèse d'alcaloïdes de plantes congolaises, il intègre l'équipe de recherche en phytochimie du Laboratoire de Chimie des Plantes Médicinales LCPM de la Faculté des Sciences. Ensemble, nous avons obtenu quelques résultats intéressants et significatifs. En sa qualité de phytochimiste, Feu le Professeur Maurice Onanga a été nommé Directeur Général de la plus grande structure administrative de la Recherche de notre pays, à savoir, la Délégation Générale de la Recherche Scientifique et Technologique.

- Professeur Thomas Silou : recruté à l'université le 06 octobre 1976 avec un Doctorat Troisième Cycle de Chimie Physique-Organique, il est le quatrième congolais à occuper les fonctions de Chef du Département de Chimie de la Faculté des Sciences de l'Université Marien Ngouabi. Il a préparé et soutenu une Thèse de Doctorat d'Etat sur le même thème de la Chimie Physique-Organique de sa Thèse de Troisème cycle. Il a adapté avec aisance cette formation initiale à la recherche en phytochimie en effectuant au départ, l'analyse physico-chimique des oléagineux du Congo. Le Professeur Thomas

Silou a ouvert et animé au sein du Département de Chimie de la Faculté des Sciences, un laboratoire de recherche en phytochimie dénommé Laboratoire d'Etudes Physico-Chimiques LEPC. Par la suite, il a ouvert, avec beaucoup d'autres collègues, une Formation Doctorale multidisciplinaire dénommée « Transformation des Agro-Ressources T2A », de même qu'il a créé une équipe de recherche multidisciplinaire de soutien à la Formation Doctorale, Equipe Pluridisciplinaire de Recherche en Alimentation et Nutrition EPRAN. Depuis l'année 2000, beaucoup de Mémoires de Diplôme d'Etudes Approfondies DEA et de Thèses de Doctorat d'Université et d'Etat en phytochimie ont été soutenus au sein de ladite Formation Doctorale. La production scientifique, en termes d'articles scientifiques est appréciable.

- Professeur Emmanuel Dongala Boundzeki : recruté à l'université le 28 octobre 1978 avec un Doctorat d'Etat en Chimie organique, il est le cinquième congolais à occuper les fonctions de Chef du Département de Chimie de la Faculté des Sciences de l'Université Marien Ngouabi. Il a très vite adapté sa formation initiale à la recherche en phytochimie. Le Professeur Emmanuel Dongala Boundzeki a ouvert et animé au sein du Département de Chimie de la Faculté des Sciences, un laboratoire de recherche en phytochimie dénommé Laboratoire de Chimie Analytique Organique LCAO. Il a encadré des Mémoires de DEA et des Thèses de Doctorat en phytochimie.

- Professeur Jean-Maurille Ouamba : il est recruté à l'université le 18 janvier 1982 avec un Doctorat Troisième Cycle de Chimie Physique-Organique. Il a opéré une reconversion au niveau de la recherche en préparant et en soutenant une Thèse de Doctorat d'Etat en phytochimie intitulée « Valorisation chimique des plantes aromatiques du Congo : extraction et analyse des huiles essentielles. Oximation des aldéhydes naturels ». Il a ainsi adapté sa formation initiale à la recherche en phytochimie en effectuant au départ, l'analyse physico-chimique des huiles essentielles des plantes du Congo. Le Professeur Jean-Maurille Ouamba a par la suite ouvert, avec beaucoup d'autres collègues dont moi-même, courant 2000, une Formation Doctorale dénommée « Valorisation des Plantes Aromatiques et Médicinales VPAM ». Comme soutien à la Formation Doctorale, il a été également créé un groupe de recherche multidisciplinaire dénommé « Groupe d'études et de recherche sur la pharmacopée et la médecine traditionnelle au Congo ». Depuis l'année 2000, beaucoup de Mémoires de Diplôme d'Etudes Approfondies DEA et de Thèses de Doctorat d'Université et d'Etat en phytochimie ont été soutenus au sein de la Formation Doctorale et la production scientifique, en termes d'articles scientifiques est appréciable.

- Professeur David Mampouya : recruté à l'université le 06 décembre 1982 avec un Doctorat Troisième Cycle de Chimie Physique-Organique, il est le sixième congolais à occuper les fonctions de Chef du Département de Chimie de la Faculté des Sciences de l'Université Marien Ngouabi. Il a aussi opéré une reconversion au niveau de la recherche en préparant et en soutenant une Thèse de Doctorat d'Etat en phytochimie intitulée « Contribution à l'optimisation de l'extraction et au raffinage de l'huile de la pulpe de safou ». Le Professeur Mampouya fait équipe avec le Professeur Silou et d'autres collègues au sein de la Formation Doctorale multidisciplinaire « Transformation des Agro-Ressources T2A » et de l'équipe de recherche multidisciplinaire « Equipe Pluridisciplinaire de Recherche en Alimentation et Nutrition EPRAN ». Depuis l'année 2000, beaucoup de Mémoires de Diplôme d'Etudes Approfondies DEA et de Thèses de Doctorat d'Université et d'Etat en phytochimie ont été soutenus au sein de ladite Formation Doctorale. La production scientifique, en termes d'articles scientifiques est appréciable.

Dans les divers travaux des pionniers, je me suis intéréssé avec d'autres, notamment, Laurent Tchissambou, feu Maurice Onanga, Pascal Robin Ongoka et Bedel Gaston Itoua, à l'étude des plantes anthelminthiques et aux plantes utilisées dans la pharmacopée traditionnelle congolaise pour le traitement d'une affection endémique dénommée « mwandza » en langue mbochi et qui se manifeste sous différentes formes de dermatoses. Notre ouvrage porte sur ces deux cas de plantes médicinales : les plantes anthelminthiques et les plantes utilisées dans la pharmacopée traditionnelle congolaise pour le traitement d'une affection endémique dénommée « mwandza ». Envisagé ainsi, j'ai parfaitement conscience que cet ouvrage constitue plutôt une espèce de monographie sur la chimie du végétal au Congo. Il faudrait bien d'autres ouvrages dans d'autres spécialités de la phytochimie : sur d'autres plantes médicinales, sur des plantes aromatiques, sur des plantes alimentaires et sur des plantes alicamentaires, pour estimer couvrir le vaste champ de la chimie du végétal au Congo.

Première partie
Etude des plantes utilisées dans le traitement des dermatoses de type « mwandza »

Nous avons rassemblé des informations scientifiques sur les principales plantes médicinales utilisées dans le traitement des dermatoses « mwandza » pour faire ressortir globalement ce que les recettes végétales de nos tradipraticiens peuvent apporter à la thérapeutique moderne et précisément, vis à vis de l'endémie « mwandza » [12].

Il existe en effet, au Congo, une maladie mortelle connue de longue date, dénommée « mwandza » en langue locale et traitée exclusivement avec plus ou moins d'efficacité par des tradipraticiens. Les tentatives de traitements modernes à l'hôpital se sont souvent soldées par des échecs.

Compte tenu de l'importance sociale de l'endémie « mwandza » au Congo, et de l'efficacité établie de la médecine traditionnelle dans la thérapie de cette maladie, nous avons entrepris d'étudier, au triple plan ethnobotanique, pharmacologique et chimique, les principales plantes entrant dans les recettes et protocoles de soins traditionnels des dermatoses de type « mwandza ».

Chapitre 1
Essai de définition de la maladie « mwandza »

Nous voulons ici évoquer quelques aspects médicaux et anthropologiques des dermatoses de type « mwandza ». Nous envisagerons la distribution de cette maladie au niveau du territoire national.

Les différents stades du développement du « mwandza » et les différentes manifestations s'apparentent à bien des égards à des dermatoses classiques. Il s'agit-là, peut-être de similitudes trompeuses. Nous décrirons cependant ces diverses dermatoses telles qu'elles sont connues et définies aujourd'hui. Nous donnerons ensuite quelques éléments d'une démarche pour un diagnostic dermatologique.

Aspects médicaux et anthropologiques

Dans certaines parties du territoire congolais, il sévit une maladie dénommée « mwandza » dont les considérations anthropologiques et médicales méritent d'être examinées. Ce même mot « mwandza » désigne la foudre en tant que phénomène météorologique. Selon les guérisseurs traditionnels ou les populations des régions concernées, le nom de cette affection renvoie plutôt à la foudre, du fait des similitudes de quelques aspects cliniques du genre brûlures observés chez les personnes réellement foudroyées et les malades de quelques variantes de ces dermatoses. L'implication des scientifiques dans l'étude de cette maladie pourrait permettre de mieux la connaître afin d'en rechercher l'étiologie et les symptômes de base en vue de proposer une définition appropriée, susceptible d'aider les cliniciens à une meilleure prise en charge des malades.

Au plan de la répartition géographique, il est plus ou moins curieux d'observer que ces dermatoses ne sont fréquentes que dans certaines parties du territoire congolais : les départements de la Cuvette et des Plateaux. On note cependant quelques cas dans les autres Départements et les grands centres urbains, du fait sans doute de l'exode rural et du brassage des cultures. Le Congo est constitué d'une juxtaposition d'environs 52 ethnies. Y'aurait-il lieu de rattacher cette maladie à un phénomène socioculturel, à en croire les déclarations des guérisseurs traditionnels, du fait que les ethnies qui hébergent ce genre de dermatoses sont très limitées géographiquement dans le pays ?

Il ne nous a pas été possible au cours de nos investigations actuelles de dire, si parmi les foyers de ces dermatoses, certains ont été contaminés, pour conclure qu'ils ont importé cette maladie d'un autre foyer. Il y a lieu de dire que toute approche visant à croire à une contagion paraît impropre. En effet, les distances entre les bases plus ou moins endémiques de ces dermatoses sèment le doute d'un germe qui choisirait ses victimes. On pourrait être amené à dire que cette maladie a peu de chance d'être infectieuse. En effet, il serait plus logique pour une maladie infectieuse de partir d'un centre et de se déployer le long des rayons. Ce qui est incompatible avec la distribution quasi-statique des foyers de cette maladie au Congo.

Par ailleurs, il est constant d'observer qu'un malade souffrant des dermatoses « mwandza » n'a jamais contaminé son entourage : partenaires, enfants et autres fréquentations. C'est en cela qu'il nous semble opportun de dire un mot sur les considérations traditionnelles de ces dermatoses.

Pour les guérisseurs traditionnels, le « mwandza » est toujours un sort jeté sur la victime par quelqu'un. Comme sort jeté, il survient du fait des contradictions socioculturelles entre individus, lesquelles contradictions engendrent souvent la blessure de l'amour propre de l'un des protagonistes, la haine, la jalousie, l'envie de vengeance etc. Il est fondamental de noter que selon les enquêtes effectuées sur le terrain, tout individu souffrant des dermatoses « mwandza » se considère comme étant victime d'un sort jeté.

Après avoir exposé sur les croyances relatives à la maladie et la façon de la contracter, nous nous sommes beaucoup plus intéressés à notre objectif, celui de rechercher les moyens de la soigner à l'aide des plantes. Il y ressort que cette maladie est observée sous plusieurs aspects cliniques qui correspondent tantôt à une variante, tantôt à une phase de l'évolution de la maladie. Cette variabilité de la maladie se traduit également sur la diversification ou sur la spécialisation des différents guérisseurs. Il existe des guérisseurs « spécialisés » pour intervenir sur des formes ou des stades particuliers de la maladie. Pour soigner leurs malades, ils utilisent plusieurs plantes, des potions, des lotions, des gels, etc. Et, il y apparaît, en dépit du relatif manque d'échange entre ces tradipraticiens, une étonnante similitude dans les faits, les gestes et les actes. Nous nous sommes intéressés aux plantes utilisées par les tradipraticiens de la localité de Bokouélé dans le Département de la Cuvette pour le traitement des dermatoses « mwandza». Nous y avons réalisé une enquête ethnobotanique et ethnopharmacologique.

Au plan national, d'autres équipes se sont aussi intéressées à cette maladie. Nous citerons particulièrement une enquête anthropologique menée en 1990 et 1991 dans la région du Kouilou, au sud-ouest du Congo, dans la secte guérisseuse du « Mvulusi » et à l'Hôpital A. Cissé de Pointe-Noire, par une équipe de chercheurs de l'ORSTOM dirigée par Franck Hagenbucher [13]. Parmi les principales observations faites par cette équipe d'anthropologues, on peut signaler celles-ci:

* le prurigo malin considéré comme une manifestation hautement évocatrice de l'infection VIH, apparaît notamment comme symptôme essentiel d'une maladie dénommée « mwandza ».

* les autres symptômes mentionnés par les tradipraticiens du « Mvulusi », de la maladie « mwandza » ou certaines de ses variantes, vus dans le temps et l'espace sont les suivants: amaigrissement, fièvre, asthénie, herpès et zona.

De tout ce qui précède, il nous semble utile de signaler que les guérisseurs de « mwandza » commencent toujours par poser «un diagnostic différentiel» avant la réception des malades. Ceci nous a permis d'observer que certaines dermatoses ou certains symptômes connus, brouillent souvent le tableau clinique des malades de « mwandza ». C'est ainsi qu'on peut observer chez les malades de « mwandza » certaines manifestations assimilables à des symptômes de certaines dermatoses bien connues comme :

* dépigmentation de la peau,
* éruption de grosses gales,
* constellation de boutons,
* plaie genre lèpre avec alternance de sensation de chaud et de froid, etc. (entretiens avec Pr. Itoua Ngaporo A. et Pr. Yala F., médecins au Centre Hospitalier et Universitaire de Brazzaville, Congo).

Nous allons succinctement présenter les unes après les autres, les diverses manifestations du « mwandza » assimilables à certaines dermatoses bien connues.

Chapitre 2
Faux amis ou similitudes du « mwandza » avec diverses dermatoses

Nous donnons ici la description et la définition de quelques dermatoses connues, susceptibles d'être confondues avec certaines manifestations du « mwandza ». Au terme de cette description, nous indiquerons quelques éléments du diagnostic dermatologique.

1. Eczéma

C'est une affection cutanée, vésiculeuse et suintante, de mécanisme allergique [14]. Il existe trois types différents d'eczémas :

Eczéma de contact dont les causes sont:

- produits ménagers : eau de javel, lessives ou détergents divers, tomates, citrons, goyaves, mangues,...;
- vêtements : cuir (tannage par le chrome), plastique, nickel;
- cosmétiques;
- médicaments :
    - médicaments traditionnels;
    - produits non pharmaceutiques contenant : menthol, baume de Pérou, dioxyanthranol;
    - produits pharmaceutiques;
- professions : chaque profession est en contact privilégié avec certaines substances allergiques (ciment pour maçons, bois et colles pour menuisiers à titre d'exemple).

Eczéma endogène et eczéma constitutionnel: de facteurs étiologiques non précis, ces deux formes d'eczéma sont difficiles à traiter et peuvent entraîner des complications graves.

Traitement :
Le traitement de l'eczéma doit comprendre:

- le traitement des lésions ;
- le traitement étiologique visant à éviter les récidives.

a) Traitement symptomatique:

- supprimer toute médication antérieure notamment traditionnelle (poudres végétales, baumes divers) ;
- pulvérisations et applications à la compresse de sérums physiologiques ;
- corticothérapie associée à une antibiothérapie.

b) Traitement étiologique:

- Fondé sur la désensibilisation à l'allergène en cause, ce traitement est très décevant ;
- L'éviction du produit suspecté et responsable de la maladie permet d'éliminer radicalement le mal.

2. Zona

Le zona est une maladie virale, résurgence de l'herpès *virus varicellae*, la varicelle correspondant à la primo-infection. Le zona est une affection sporatique peu contagieuse et non épidermique et est plus fréquente chez les personnes âgées, très rare chez l'enfant mais survient dans la moitié des cas sur un terrain immunodéprimé.

a. Agent causal : herpès *virus varicellae*

b. Traitement :

- curatif symptomatique ;
- manifestations oculaires : collyres, antibiotiques (conjonctivites) ; pansement occlusif et instillation des collyres mydriatiques (atropine) et antibiotiques;
- douleurs : antidépresseur
- préventif: vaccin atténué antivaricelle, proposé aux enfants immunodéprimés.

3. Psoriasis

C'est une dermatose érythémato-squameuse, fréquente, touchant les deux sexes, évoluant par poussées successives plus ou moins espacées.

a. Cause :
Les causes sont inconnues, mais on pourrait penser à un facteur génétique; une forte émotion déclencherait la maladie.

b. Traitement :
Il faut se rappeler que la maladie est bénigne. Mais son retentissement psychologique et l'anxiété qu'il provoque amène à prescrire des sédatifs mineurs et à nouer des relations de confiance entre le médecin et le malade.

Localement, le décapage des lésions par de la vaseline salicylée (2 à 10%) pendant quelques jours sera suivi de l'application de préparations à base de goudron ou d'huile de cade. La corticothérapie donne des résultats nets mais de durée variable. L'éosine aqueuse ou alcoolique à 2% peut être utilisée.
Par voie générale, on peut prescrire :

- Vitamine A.
- Vitamine D_2.

4. Pyodermites

Les pyodermites sont des infections cutanées d'origine externe, dont l'agent causal est le staphylocoque. Elles sont caractérisées par l'existence de surfaces végétantes, à la périphérie desquelles on trouve la lésion élémentaire sous forme d'une pustule folliculaire ayant une grande analogie avec le sycosis.

Localisation : Cette infection est localisée :

- sur le dos des mains ;
- autour des orifices de la face, dans les grands plis.

Aspect : Ces infections ont un aspect papillomateux.
Evolution : L'évolution est chronique et récidivante.

5. Dépigmentation

C'est une décoloration de la peau ; le patient souffrant de la maladie « mwandza », présente une peau fortement tachetée.

6. Herpès

Les herpès [15] sont de la famille des virus à ADN bicaténaire, de forme sphérique et comprennent quatre espèces :

- Herpès simplex hominis ;
- Herpès varicellae-zona;
- Herpès virus cytomegalia ;
- Epstein Barr virus .

Les herpès peuvent persister indéfiniment à l'état latent, dans les ganglions nerveux sensitifs. Ils sont prêts à être réactivés sous l'influence d'une infection, d'une émotion, d'une exposition au soleil, des règles pour les femmes etc. Les maladies que les herpès provoquent sont très graves chez les nouveaux-nés, les immunodéprimés, les transplantés, les leucémiques et les cancéreux.

7. Erythèmes allergiques

Il s'agit d'une modification de l'organisme provoquée par l'apparition, en son sein, d'une substance capable de se comporter comme un antigène, soit que l'individu devienne plus sensible à un deuxième contact avec cet antigène, dans le cas d'anaphylaxie, soit qu'il réagisse d'une manière atténuée, dans le cas d'immunité. Actuellement, ce terme est employé pour désigner, de façon plus restrictive, l'état d'un organisme apte à présenter des manifestations pathologiques lors d'une rencontre avec un antigène auquel il est sensible (conflit antigène/anticorps).

Remarque : L'anaphylaxie est une augmentation de la sensibilité de l'organisme face à une substance étrangère. C'est le contraire de l'immunité.

8. Boutons

Un bouton est un élément dermatologique en relief (papule, nodule, vésicule, pustule); c'est une affection contagieuse, endémique dans les pays dont elle porte parfois les noms. Ex: bouton d'Orient, caractérisée par l'apparition sur les parties découvertes, d'une ou de plusieurs saillies papuleuses, rouges, à base infiltrée, aboutissant à une ulcération qui laisse suinter une sérosité louche.

9. Enflures

Une enflure est l'état d'un organe ou d'une partie du corps qui subit une augmentation anormale de volume par suite d'une maladie, d'un coup, d'un accident musculaire, etc. (ballonnement, boursouflure, gonflement, tuméfaction).

10. Démangeaisons

C'est un picotement ou une irritation de la peau, sensation qui donne envie de se gratter.

11. Plaies genre lèpre

La lèpre est une maladie infectieuse dont l'évolution est lente et chronique, à transmission interhumaine prédominante ; les manifestations cliniques diverses et les complications semblent dépendre des capacités de défense immunitaire du sujet contaminé.

a. Agent pathogène

Mycobacterium leprae ou Bacile de Hansen : BH.

b. Manifestations

Lésions cutanées (Lepromes); il s'agit des nodules palpables, légèrement hypochromiques, luisants, indolores :

- de taille variable;
- localisés au niveau du papillon des oreilles et de la face;
- leur répartition est symétrique et disséminée sur l'ensemble du corps;
- à la confluence des infiltrations de la peau, le sujet présente un faciès de type léonin.

c. Traitement

- curatif : polychimiothérapie.

d. Diagnostic

Le diagnostic dermatologique classique repose généralement sur trois étapes cliniques.

Analyse de la lésion élémentaire

C'est la reconnaissance de la lésion à l'état de pureté, devant être recherchée en périphérie d'une plaque modifiée par son ancienneté, le grattage, la macération, le suintement, la surinfection ou les traitements locaux. Une éruption cutanée peut résulter de l'association de plusieurs lésions élémentaires ; ainsi les plaques psoriasiques associent un érythème et une desquamation (lésion érythémato-squameuse).
Savoir analyser implique le recours à des manœuvres physiques simples, telles :

- l'observation à la loupe ;
- le palper et le plissement des lésions ;
- la vitro-pression par l'écrasement sur la peau d'un verre de montre (qui permet de chasser le sang des capillaires et d'apprécier la teinte des tissus exsangues);
- le grattage doux avec une curette mousse (qui permet d'apprécier les différentes variétés de squames).

Etape sémiologique

Cette deuxième étape dite sémiologique est l'appréciation de la forme et de la configuration, de la répartition et de la topographie des lésions élémentaires observées sur un malade complètement nu.

Examen général

S'il existe des affections purement cutanées, il faut savoir que les lésions cutanéomuqueuses sont parfois l'expression d'une maladie générale. La dermatologie, pathologie externe, fait ainsi partie intégrante de la médecine interne.

Les examens complémentaires sont ceux utilisés en médecine : l'accessibilité de la surface cutanée par exemple permet facilement de réaliser:

- un examen histologique, prélevé par biopsie cutanée (avec le risque de chéloïdes sur peau noire) ;
- des prélèvements mycologiques, bactériologiques, virologiques.

Le guérisseur traditionnel a, pour sa part, une démarche propre pour poser son «diagnostic» et savoir s'il a affaire à un cas de « mwandza » ou non. Une fois le «diagnostic» posé, il passe naturellement à l'étape du traitement. Celui-ci est pour l'essentiel assis sur l'emploi des recettes à base de plantes médicinales. Nous nous intéressons dans ce travail à l'étude des plantes utilisées par les guérisseurs traditionnels pour le traitement des dermatoses de type « mwandza ».

Chapitre 3
Enquêtes ethnobotaniques et ethno pharmacologiques

Les études ont été menées à Bokouélé, dans le District de Tchikapika, Département de la Cuvette, au Nord du Congo. La localité de Bokouélé a été choisie pour une raison essentielle: elle regroupe en son sein, un très grand nombre de tradipraticiens compétents et reconnus sur tout le territoire de la République du Congo pour le traitement du « mwandza ».

Les études ethnobotaniques que nous avons réalisées ont consisté à interroger individuellement, chacun de son côté, 10 des plus éminents tradipraticiens recensés dans cette contrée. L'enquête a eu lieu courant 1995. Sur les indications croisées des 10 tradipraticiens, 55 plantes utilisées dans le traitement du « mwandza » dans la contrée de Bokouelé ont été recensées et récoltées. Leur identification botanique a été réalisée à la Faculté des Sciences et à l'herbier national sis au Centre d'Etudes et de Recherche sur les Ressources Végétales (C.E.R.VE.) à Brazzaville.

De même, sur leurs indications considérées séparement, plusieurs recettes médicinales et protocoles de soins du « mwandza », faisant intervenir un nombre varié de plantes prises parmi les 55 ont été dressés. Le recoupement de ces recettes et de ces protocoles fait ressortir un usage plus élevé de certaines plantes que nous avons classées comme plantes prioritaires dans le traitement du « mwandza ».

Nous donnons ci-après la liste des 55 plantes utilisées par les tradipraticiens de Bokouélé dans le traitement de la maladie « mwandza », en mentionnant leurs noms vernaculaires en mbochi, les noms scientifiques des espèces et ceux de leurs familles botaniques.

Tableau I : Liste des plantes médicinales utilisées dans le traitement du « mwandza »

Noms vernaculaires	Espèces	Familles
1. iko	*Musa sapientum*	Musaceae
2. bimba	*Sensivira sp*	Lilliaceae
3. boloho	*Berlinia grandiflora*	Ceasalpiniaceae
4. ilala	*Citrus medica*	Rutaceae
5. sassa	*Laportea aestuans* (Linn.) Chew	Urticaceae
6. ikinga	*Jardinea congonensis*	Poaceae
7. ololongo	*Harungana madagascariensis*	Hypericaceae
8. ihika la pi	*Colocasia sp*	Araceae
9. itelama	*Emilea coccinea* (Sims) G. Don	Asteraceae
10. oteli	*Ficus congoensis*	Moraceae
11.kondzobololo	*Pauridiantha pyramidata* (Kr.) Brem	Rubiaceae
12. lembenda	*Buchholzia macrophylla* Pax	Caparidaceae
13. onkowo	*Sacharum officinarum*	Poaceae
14. ibessou	*Cola verticillata* (Thonn.) Stapf ex A. Cher.	Sterculiaceae
15. mwamwande	*Costus afer*	Zingiberaceae
16. ombassi	*Emilia coccinea*	Arecaceae
17. edingui	*Kyllinga polyphylla* Wild	Cyperaceae
18. passandzo	*Cassia occidentalis*	Cesalpiniaceae
19. olembe	*Pycnanthus angolensis* (Welw.) Warb	Myristicaceae
20.tsambangoue	*Urera cameroonensis*	Urticaceae
21. eko	*Manihot utilissima*	Euphorbiaceae
22. olenese	*Cissus aralioïdes* Planch.	Ampelidaceae
23. onlondo	*Chlorophora excelsa*	Moraceae

	Benth & Hook.	
24. molengue	*raphia sp*	Arecaceae
25. otsetsere	*Trachyphrynium braunianum*	Marantaceae
26. onkanda	*Lacosperma secundiflorum*	Arecaceae
27. ibondzi	*Alchornea cordifolia*	Euphorbiaceae
28. eyongo	*Eclipta prostrata*	Mimosaceae
29. enganguigni	*Hymenocardia acida*	Euphorbiaceae
20. Ontsoundi	*Croton haumanianus*	Euphorbiaceae
31. ondongo	*Imperata cylindrica* (Linn) P. Beauv.	Poaceae
32. etoho	*Nymphaea lotus*	Nymphaeaceae
33. mbia	*Elaeis guineensis* Jacq.	Palmaceae
34. Yandza*	*Klainedoxa gabonensis* Pierre ex-Engl*	Irvingiaceae
35. Onkouelé	*Lophira alata* Banks ex-Gaertn	Ochnaceae
36. Onka	*Daniellia pynaertii* de wild	Caesalpinaceae
37.Kieva ou keba	*Sacoglottis gabonensis* (Baill.) Urban	Humiriaceae
38. Mbouele	*Carapa procera* D.C	Meliaceae
39. Omamayi	*Tetrorchidium didymostemon* (Bail Pax& k. hoffm)	Euphorbiaceae
40. Onkoua	*Alstonia boonei* De Wild	Apocynaceae
41. Opessi*	*Carapa procera* D.C. variété palustre*	Meliaceae
42. Onguehe	*Ongokea Gore* (Hua) Pierre	Olacaceae
43. Olondo	*Mitracarpum verticillatum Vatke*	Rubiaceae
44. Ekongo*	*Syzygium sp**	Myrtaceae
45. Oteli	*Macaranga sp*	Moraceae
46. Ondzendzeli	*Olax wildemanii* Engl.	Olacaceae
47. Boloho	*Berlinia congolensis*	Caesalpiniaceae

	(Back.f.) Kray	
48.Onkoungou*	*Piptadeniastrum africanum* (Hook.f.) Brenan*	Mimosaceae
49. Idoudouhou	*Nauclea latifolia* S.M.	Rubiaceae
50. Djoa	*Kalanchoe crenata* Anders Haw.	Crassulaceae
51. Indoho	*Justicia insularis* T. Anders	Acanthaceae
52. Mondondo	*Scleria aquatica*	Cyperaceae
53. Bouma	*Cerba pentandeo*	Bombacaceae
54. Onsa	*Dacryodes eduli*	Burseraceae
55. mondongo	*Aframomum melegueta*	Zingiberaceae

Les 55 plantes ainsi recensées se regroupent en 31 familles botaniques [16-39]. Sur cette liste, nous avons marqué d'un astérisque (*) les plantes à activités biologiques.

Sept des 10 tradipraticiens nous ont livré leurs recettes de traitement. Nous en avons recensé 26 différentes :

- Deux tradipraticiens utilisent chacun une seule recette ;
- Le troisième développe trois recettes ;
- Le quatrième en développe quatre ;
- Le cinquième en développe cinq ;
- Les deux derniers en utilisent chacun six.

Les recettes utilisées par les tradipraticiens sont fonction des différentes formes de la maladie (plaies, démangeaisons, enflures, dépigmentation de la peau etc.). Elles se présentent sous la forme d'enduit ou emplâtre, de décocté et de macéré.

Nous donnons ci-après la composition des différentes recettes médicinales en indiquant pour chacune, la forme de la préparation, les noms des plantes et divers adjuvants.

- Recette 1 : Montouba en langue vernaculaire mbochi : sorte de vaccin pour traitement préventif essentiellement.

Forme ou mode d'administration : décoction.

Signes présentés par le patient : pas de signes apparents.
Composition :

1- *Alstonia boonei* De Wild (Onkoua) ;
2- *Tetrorchidium didymostemon* (Bail Pax& k. hoffm) (omamayi);
3- *Ficus congoensis* (oteli);
4- *Lophira alata* Banks ex-Gaertn (onkouélé);
5- *Klainedoxa gabonensis* Pierre ex-Engl* (yandza);
6- *Pycnanthus angolensis* (Welw.) Warb (olimbé);
7- *Scleria aquatica* (mondondo).

Solvants et autres adjuvants :
« mâ-mbalé en mbochi » ou eau de rivière + « issebe en mbochi » ou eau de pluie ; *raphia sp* (huile) ; *jardinea congonensis* ; *Nymphaea lotus*; *Eclipta prostrata* ; *Laportea aestuans*; *Elaeis guineensis* Jacq. (noix crues + pétioles); *Musa sapientum* ou *Musa paradisiaca* (feuilles jaunes).

- Recette 2 : Montouba en langue vernaculaire mbochi : sorte de vaccin pour traitement préventif essentiellement. Il s'agit d'une seconde variante de la première recette, développée par un autre tradipraticien. Elle diffère de la première par le nombre de plantes et des adjuvants.

Signes présentés par le patient : pas de signes apparents.

Composition :
1- *Pycnanthus angolensis (Welw.) Warb (olimbe);*
2- *Lophira alata* Banks ex-Gaertn (onkouélé);
3- *Klainedoxa gabonensis* Pierre ex-Engl* (yandza);
4- *Daniellia pynaertii* de wild (onka);
5- *Cassia occidentalis* (passandzo);
6- *Carapa procera* D.C. variété palustre* (opessi);
7- *Sacoglottis gabonensis* (Baill.) Urban (kieva ou keba);
8- *Berlinia grandiflora* (boloho);
9- *Carapa procera* D.C (mbouélé).

Solvants et autres adjuvants :
Eau ou vin de palme ; *Laportea aestuans* ; *Lacosperma secundiflorum* ; *Aframomum melegueta.*

- Recette 3 : Une cuisson à l'étouffée.

Signes présentés par le patient : enflures.

Composition :
1- *Harungana madagascariensis* (ololongo) : jeunes feuilles.

- Recette 4 : Une cuisson à l'étouffée (une variante de la recette 3).

Signes présentés par le patient : plaies genre lèpre.

Composition :
1- *Emilia coccinea* (Sims) G. Don (itelama);
2- *Justicia insularis* T. Anders (indoho).

- Recette 5 : un décocté.

Signes présentés par le patient : plaies genre lèpre.

Composition :
1- *Tetrorchidium didymostemon* (Bail Pax& k. hoffm) (omamayi);
2- *Carapa procera* D.C. variété palustre* (opessi);
3- *Lophira alata* Banks ex-Gaertn (onkouele);
4- Ongokea *Gore* (Hua) Pierre (onguehe);
5- *Daniellia pynaertii* de wild (onka).

Solvants et autres adjuvants : *Elaeis guineensis* Jacq. (noix); Colocasia sp.

- Recette 6 : un décocté (une variante de la recette 5 précédente).
-

Signes présentés par le patient : plaies genre lèpre.

Composition :

1- *Klainedoxa gabonensis* Pierre ex-Engl* (yandza);
2- *Kalanchoe crenata* Anders Haw. (djoa).

Solvants et autres adjuvants : *Raphia sp* (vin); *Musa sapientum* ou *paradisiaca* (feuilles); *Jardinea congonensis.*

- Recette 7 : un décocté (une autre variante des recettes 5 et 6 précédentes).

Signes présentés par le patient : plaies genre lèpre.

Composition:

1- *Sacoglottis gabonensis* (Baill.) Urban (kieva);
2- *Carapa procera* D.C (mbouele);
3- *Ficus congoensis* (oteli);
4- *Alstonia boonei* De Wild (onkoua).

Solvants et autres adjuvants : *Lacosperma secundiflorum* ; *Elaeis guineensis* Jacq. (noix).

- Recette 8 : une décoction (une autre variante des recettes 5, 6 et 7 précédentes).
-

Signes présentés par le patient : plaies genre lèpre.

Composition: néant.

Solvants et autres adjuvants : *Laportea aestuans*; *Lacosperma secundiflorum.*

- Recette 9 : un aliment.

Signes présentés par le patient : démangeaisons.

Composition : néant.

Solvants et autres adjuvants : *Raphia sp* (huile) ; *Sachharum officinarum* ; sel de table.

- Recette 10 : un décocté.

Signes présentés par le patient : démangeaisons.

Composition :

1- *Croton haumanianus* (ontsoundi).

Solvants et autres adjuvants : *Lacosperma secundiflorum* ; Lianes ; *Jardinea congonensis* ; Algues.

- Recette 11 : un décocté.

Signes présentés par le patient : plaies.

Composition:

1- *Sacoglottis gabonensis* (Baill.) Urban (Kieva ou keba);
2- *Lophira alata* Banks ex-Gaertn (onkouélé) ;
3- *Klainedoxa gabonensis* Pierre ex-Engl* (yandza) ;
4- *Tetrorchidium didymostemon* (Bail Pax& k. hoffm) (omamayi) ;
5- Ongokea *Gore* (Hua) Pierre (onguéhé) ;
6- *Olax wildemanii* Engl. (ondzendzeli) ;
7- *Carapa procera* D.C (mbouélé) ;
8- Pycnanthus angolensis (Welw.) Warb (olimbé);
9- *Daniellia pynaertii* de wild (onka);
10- Cassia occidentalis (passandzo);
11- *Nauclea latifolia* S.M. (idoudouhou);
12- *Kalanchoe crenata* Anders Haw. (djoa).

Solvants et autres adjuvants : *Manihot utilissima* ; *Sensivira sp*; *Kyllinga polyphylla* Willd. ; *Citrus medica* (racines); *Jardinea congonensis.*

- Recette 12 : un enduit.

Signes présentés par le patient : plaies.

Composition : néant.

Solvants et autres adjuvants : *Elaeis guineensis* Jacq. (huile) ; champignons.

- Recette 13 : un enduit (une autre variante de la recette12 précédente).

Signes présentés par le patient : démangeaisons.

Composition : néant.

Solvants et autres adjuvants : *Elaeis guineensis* Jacq. (huile) ; larves de hanneton.

- Recette 14 : un décocté.

Signes présentés par le patient : plaies.

Composition :
1- *Kalanchoe crenata* Anders Haw. (djoa);
2- *Cassia occidentalis* (passandzo).

Solvants et autres adjuvants : *Kyllinga polyphylla* Wild.

- Recette 15 : un décocté.

Signes présentés par le patient : démangeaisons.

Composition :
1- *Lophira alata* Banks ex-Gaertn (onkouélé);
2- *Klainedoxa gabonensis* Pierre ex-Engl* (yandza);
3- *Ongokea Gore* (Hua) Pierre (onguehe);
4- *Pycnanthus angolensis* (Welw.) Warb (olimbé);
5- *Piptadeniastrum africanum* (Hook.f.) Brenan* (onkoungou);
6- *Alstonia boonei* De Wild (onkoua);
7- *Tetrorchidium didymostemon* (Bail Pax& k. hoffm) (omamayi);
8- *Carapa procera* D.C (mbouélé).

Solvants et autres adjuvants : *raphia sp* (huile) ; *Elaeis guineensis* Jacq. (vin) ; *Jardinea congonensis*; *Urera cameroonensis* ; *Elaeis guineensis*

Jacq. (noix); *Imperata cylindrica* (Linn) P. Beauv. ; *Sachharum officinarum*; *Laportea aestuans*; Roseaux ; *Kyllinga polyphylla* Wild; *Eclipta prostrata*; Colocasia sp.

- Recette 16 : un décocté.

Signes présentés par le patient : démangeaisons.

Composition:
1- *Tetrorchidium didymostemon* (Bail Pax& k. hoffm) (omamayi).

Solvants et autres adjuvants : *Emilia coccinea* (Sims) G. Don.

- Recette 17 : un décocté.

Signes présentés par le patient : démangeaisons.

Compostion:
1- *Scleria aquatica* (mondondo).

Solvants et autres adjuvants : *Lacosperma secundiflorum* (fruit); champignons.

- Recette 18 : un décocté.

Signes présentés par le patient : démangeaisons.

Composition:
1- *Harungana madagascariensis* (ololongo);
2- *Piptadeniastrum africanum* (Hook.f.) Brenan* (onkoungou);
3- *Cerba pentandeo* (bouma).

Solvants et autres adjuvants: *Cola verticillata* (Thonn.) Stapf ex A. Cher.

- Recette 19 : un enduit appliqué sur des incisions.

Signes présentés par le patient : dépigmentation de la peau.

Composition:

1- *Harungana madagascariensis* (ololongo);
2- *Mitracarpus verticillatum Vatke* (olondo).

Solvants et autres adjuvants **:** *Raphia sp* (huile); ongouélé ou kaolin; poudre de chasse.

- Recette 20 : un enduit appliqué localement.

Signes présentés par le patient : dépigmentation de la peau.

Composition:

1- *Costus afer* (mwamwandé).

Solvants et autres adjuvants : *Musa sapientum* ou paradisiaca (feuilles jaunes).

- Recette 21 : un décocté

Signes présentés par le patient : dépigmentation de la peau.

Composition:

1- *Lophira alata* Banks ex-Gaertn (onkouélé);
2- *Klainedoxa gabonensis* Pierre ex-Engl.* (yandza);
3- *Hymenocardia acida* Tul. (enganguini).

Solvants et autres adjuvants **:** *Lacosperma secundiflorum*; *raphia sp* (vin); *Laportea aestuans.*

- Recette 22 : port d'un bracelet

Signes présentés par le patient : démangeaisons.

Composition: néant.

Solvants et autres adjuvants **:** *Trachyphrynium braunianum* (partie terminale de la palme); diverses plumes d'oiseaux.

- Recette 23 : un macéré pour bains.

Signes présentés par le patient : plaies.

Composition:

1- *Harungana madagascariensis* (ololongo);
2- *Syzygium sp** (ekongo).

Solvants et autres adjuvants **:** *Laportea aestuans* ; *Elaeis guineensis* Jacq. (noix); *Trachyphrynium braunianum* (partie terminale des palmes) ; diverses plumes d'oiseaux.

- Recette 24 : poma en langue mbochi : un test pour diagnostiquer si c'est réellement le mal de mwandza.

Signes présentés par le patient : démangeaisons.

Composition :

1- *Alchornea cordifolia* (ibondzi ou ontsani);
2- *Cassia occidentalis* (passandzo);
3- *Pauridiantha pyramidata* (kondzobololo);
4- *Costus afer* Ker-Gawl (jeune mwamwandé);
5- *Kalanchoe crenata* Anders Haw. (djoa).

Solvants et autres adjuvants : *Aframomum melegueta* ; *Lacosperma secundiflorum*; *Buchholzia marophylla* ; *Cola verticillata* (Thonn.) Stapf ex A. Cher.

- Recette 25 : un enduit.

Signes présentés par le patient : démangeaisons.

Composition:

1- *Costus afer* Ker- Gawl (mwamwandé);
2- *Mitracarpus verticillatum Vatke* (olondo);
3- *Syzygium sp** (ekongo);
4- *Justicia insularis* T. Anders (indoho).

Solvants et autres adjuvants : Elaeis *guineensis* Jacq. (noix); « ongouélé » ou kaolin.

- Recette 26 : un décocté.

Signes présentés par le patient : démangeaisons.

Composition:

1- *Sacoglottis gabonensis* (Baill.) Urban (Kieva ou keba);
2- *Lophira alata* Banks ex-Gaertn (onkouélé);
3- *Klainedoxa gabonensis* Pierre ex-Engl* (yandza);
4- *Olax wildemanii* Engl. (ondzendzeli);
5- *Cassia occidentalis* (passandzo);
6- *Pauridiantha pyramidata* (Kr.) Brem. (kondzobololo);
7- *Carapa procera* D.C. variété palustre* (opessi);
8- *Daniellia pynaertii* de wild (onka);
9- *Alstonia boonei* De Wild (onkoua).

Solvants et autres adjuvants: algues; *Sachharum officinarum*; *Imperata cylindrica* (Linn) P. Beauv.; *Jardinea congonensis*; *Sensivira sp.*; *Elaeis guineensis* Jacq. (noix); cuir.

Il s'agit là des 26 recettes médicinales qui nous ont été communiquées par les guérisseurs traditionnels des différentes formes de la maladie « mwandza » dans la contrée de Bokouélé. Ces recettes vont du diagnostic au traitement curatif en passant par la prévention.

Les diverses recettes sont appliquées selon neuf protocoles ou modes opératoires différents. Les neuf protocoles sont répertoriés dans le tableau II ainsi qu'il suit :

Signes cliniques des différentes formes	Protocoles des soins
A- Dépigmentation de la peau (traitement curatif)	1- Incision sur les plages claires et application sur ces incisions, de la poudre d'écorces grillées d'une sélection de plantes. 2- Massage local avec une sélection de plantes.
B- Démangeaisons, enflures et constellation de boutons (traitement curatif)	3- Enduire le corps avec une pommade composée d'huile de palme et de la poudre d'écorces des plantes spécifiques. 4- Consommation du jus des feuilles spécifiques cuites à l'étouffée.
	5- Consommation de morceaux crus d'organes de plantes judicieusement répartis en plusieurs tas pour les prises à des moments précis de la journée. 6- Port d'un bracelet confectionné avec des fibres de plantes et des plumes d'oiseaux (en fin de traitement).
C- Plaies genres lèpre, avec alternance de sensations de chaud et de froid (traitement curatif)	7- Consommation d'un décocté (3 verres trois fois par jour) du mélange d'écorces de tiges de plusieurs plantes dans le vin de palme. 8- Bain avec un macéré aqueux (pendant une nuit) de différentes écorces de plantes.

D- Aucun signe apparent (traitement préventif)	9- Consommation régulière (par semaine ou par mois) d'une potion obtenue par macération dans le vin de palme d'une quinzaine de plantes les plus utilisées en traitement curatif. Le mélange en macération est exposé au soleil pendant plusieurs jours.

Pour les sept tradipraticiens qui ont accepté de livrer la composition de leurs recettes, l'analyse statistique des données se présente comme suit : deux guérisseurs mettent en œuvre une seule recette chacun ; un guérisseur met en œuvre trois recettes différentes ; un guérisseur développe quatre recettes différentes ; un autre développe à lui tout seule cinq recettes différentes ; enfin, deux guérisseurs développent chacun six recettes différentes. La composition des diverses recettes varie de une à 12 des 55 plantes médicinales repertoriées. Quelques rares recettes ne contiennent aucune plante.
Nous indiquons ci-après le nombre de plantes contenues dans chacune des 26 recettes.

Tableau III : Nombre de plantes contenues dans chaque recette

RECETTES	Nombre de plantes contenues dans la recette
1	7
2	9
3	1
4	5
5	2
6	2
7	4
8	0
9	0
10	1
11	12
12	0
13	2
14	0
15	8
16	1
17	1
18	3
19	2
20	1
21	3
22	0
23	2
24	5
25	4
26	9
Total	84

Avec l'usage répété de certaines plantes dans la composition de plusieurs recettes, nous comptons 84 plantes présentes dans l'ensemble des 26 recettes.

L'utilisation d'une plante par un nombre élevé de tradipraticiens nous a paru comme une indication assez significative de la place de la plante dans le traitement de la maladie « mwandza ». Cette variable est décrite dans le tableau n° IV.

Tableau IV : Fréquence d'utilisation de la plante dans les recettes par les tradipraticiens

N°	Plantes	Nbre de tradipraticiens utilisateurs	Pourcentage d'utilisation (%)
1	*Klainedoxa gabonensis*	10	100,00
2	*Lophira alata* Banks ex-Gaertn	10	100,00
3	*Daniellia pynaertii* de wild	7	70,00
4	*Sacoglottis gabonensis* (Baill.) Urban	7	70,00
5	*Carapa procera* D.C	7	70,00
6	*Tetrorchidium didymostemon* (Bail Pax& k. hoffm)	7	70,00
7	*Alstonia boonei* De Wild	7	70,00
8	*Carapa procera* D.C. variété p	6	60,00
9	*Ongokea Gore* (Hua) Pierre	6	60,00
10	*Kalanchoe crenata* Anders Haw	6	60,00
11	*Mitracarpus verticillatum Vatke*	5	50,00
12	*Syzygium sp*	5	50,00
13	*Ficus congoensis*	5	50,00
14	*Costus afer* Ker-Gawl	5	50,00
15	*Olax wildemanii* Engl.	5	50,00
16	*Piptadeniastrum africanum* (Hook.f.) Bran	4	40,00
17	*Berlinia congolensis* (Back.f.) Kray	4	40,00
18	*Nauclea latifolia* S.M.	4	40,00
19	*Hymenocardia acida* Tul.	4	40.00
20	*Justicia insularis* T. Anders	4	40,00
21	*Polygonum sp*	4	40,00
22	*Alchornea cordifolia*	4	40.00
23	*Cerba pentadeo*	3	30.00

24	*Pauridiantha pyramidata* (Kr.) Brem	4	40.00
25	*Pycnanthus angolensis* (Welw.) Warb	7	70.00
26	*Harungana madagascariensis*	6	60.00
27	*Croton haumanianus*	4	40.00
28	*Scleria barteri* Boeck	4	40.00
29	*Cassia occidentalis*	6	60.00

Il ressort de cette analyse que 29 des 55 plantes de l'enquête ethnobotanique sont beaucoup plus utilisées que d'autres par les 10 tradipraticiens dans leurs différentes recettes médicinales. Le taux d'utilisation varie de trois au nombre maximum des 10 tradipraticiens, c-à-d de 30 à 100%. *Cerba pentadeo* est la moins utilisée des 29 plantes tandis que *Klainedoxa gabonensis* et *Lophira alata* Banks ex-Gaertn sont les plus utilisées. Nous avons classé cet échantillon de 29 plantes comme des plantes prioritaires dans le traitement de la maladie « mwandza » dans la contrée de Bokouélé. Et notre attention a été par la suite beaucoup plus portée sur ces plantes.

Chapitre 4
Plantes prioritaires entrant dans le traitement du « mwandza »

La plupart des plantes recensées sont utilisées par les tradipraticiens pour le traitement du « mwandza ». L'exploitation des données des recettes et des protocoles de soins et surtout la fréquence d'utilisation de chaque plante montre que 29 plantes rentrent effectivement dans la constitution des recettes comme éléments de base du remède. Les autres sont utilisées comme adjuvants divers, sans omettre l'emploi de divers solvants dans les recettes médicinales. Les 29 premières plantes, considérées comme plantes prioritaires sont repertoriées dans le tableau V ci-dessous.

Tableau V : Plantes prioritaires utilisées par les tradipraticiens dans les diverses recettes

N°	Nom vernaculaire	*Espèce*	Famille	Nbre de guérisseurs utilisateurs
1	Yandza	*Klainedoxa gabonensis* Pierre ex-Engl.	Irvingiacceae	10/10
2	Onkouélé	*Lophira alata* Banks ex-Gaertn	Ochnaceae	10/10
3	Onka	*Daniellia pynaertii* de wild	Caesalpinaceae	7/10
4	Keba	*Sacoglottis gabonensis (Baill.) Urban*	Humiriaceae	7/10
5	Mbouélé	*Carapa procera* D.C	Meliaceae	7/10
6	Omamayi	*Tetrorchidium didymostemon* (Bail Pax& k. hoffm)	Euphorbiaceae	7/10

7	Onkoua	*Alstonia boonei* De Wild	Apocynaceae	7/10
8	Olimbé	*Pycnanthus angolensis* (Welw.) Warb	Myrristicaceae	7/10
9	Opessi	*Carapa procera* D.C. variété palustre	Meliaceae	6/10
10	Onguéhé	*Ongokea Gore* (Hua) Pierre	Olacaceae	6/10
11	Ololongo	*Harungana madagascariensis*	Hypéricaceae	6/10
12	Passandzo	*Cassia occidentalis*	Cesalpiniaceae	6/10
13	Olondo	*Mitracarpus verticillatum Vatke*	Rubiaceae	5/10
14	Ekongo	*Syzygium sp*	Myrtaceae	5/10
15	Oteli	*Ficus congoensis*	Moraceae	5/10
16	Mwa mwandé	*Costus afer* Ker-Gawl	Zingiberaceae	5/10
17	Ondzendzeli	*Olax wildemanii* Engl.	Olacaceae	5/10
18	Ontsoundi	*Croton haumanianus*	Euphorbiaceae	4/10
19	Boloho	*Berlinia congolensis* (Back.f.) Kray	caesalpiniaceae	4/10
20	Onkoungou	*Piptadeniastrum africanum* (Hook.f.) Bran	Mimosaceae	4/10
21	Idoudouhou	*Nauclea latifolia* S.M.	Rubiaceae	4/10
22	Djoa	*Kalanchoe crenata* Anders Haw.	Cramilaceae	4/10
23	Mondondo	*Scleria barteri* Boeck	Cyperaceae	4/10
24	Enganguigni	*Hymenocardia acida* Tul.	Euphorbiaceae	4/10
25	Ibondzi	*Alchornea cordifolia*	Euphorbiaceae	4/10
26	Kondzo bololo	*Pauridiantha pyramidata* (Kr.) Brem	Rubiaceae	4/10
27	Indoho	*Justicia insularis* T. Anders	Acanthaceae	4/10

28	Itelama	*Polygonum sp*	polygonaceae	4/10
29	Bouma	*Cerba pentadeo*	Bombacaceae	3/10

Nous décrivons ci-après les aspects botaniques et les divers usages médicinaux traditionnels de ces plantes prioritaires. Il est bien sûr entendu que les usages médicinaux traditionnels ne se limitent pas à la seule affection « mwandza », ni à la seule contrée de Bokouélé.

La liste ci-dessous présente quelques aspects botaniques et usages médicinaux traditionnels extraits de la littérature et de nos propres enquêtes, des plantes prioritaires utilisées dans le traitement de la maladie « mwandza ».

1. Nom vernaculaire : Yandza
Espèce : *Klainedoxa gabonensis* Pierre ex Engl.
Famille : Irvingiaceae

Usages médicinaux traditionnels :
Cette espèce se distingue des autres Irvingiacées par la longueur de la stipule terminale qui atteint un et demi à six centimètres. Beaucoup de féticheurs se servent souvent de cette partie pour le traitement de:

* Hernie ;
* douleurs intercostales, lombaires, spléniques ;
* maladies vénériennes (écorces utilisées per-os) ;
* stérilité et impuissance sexuelle ;
* potion calmante (jus) ;
* cataplasme ;
* cette plante est bien sûr utilisée dans le traitement des dermatoses de type « mwandza ».

Par voie externe :

* le décocté de *Klainedoxa gabonensis* Pierre ex Engl. est utilisé en bain ou en lotion contre les affections buccales, la variole et la varicelle.
* la pulpe mélangée à de l'huile de palme sert à frictionner les rhumatisants, à lutter contre les dérangements intestinaux et les diarrhées.

Remarque : Chez les « Kota », une tribu des Départements de la Lékoumou, du Niari, de la Cuvette Ouest et à la frontière entre les Départements de la Cuvette Ouest et de la Sangha, le décocté des écorces de *Klainedoxa gabonensis* Pierre ex Engl. est répandu autour des plantations pour protéger ces dernières des mauvais sorts et des mauvaises récoltes.

2. Nom vernaculaire **:** Onkouélé
Espèce : *Lophira alata* Banks ex Gaertn.
Famille : Ochnaceae

Usages médicinaux traditionnels :
Cet arbre ne se rencontre pas au sud d'une ligne passant par Ewo, Okoyo, Gamboma ; il est très abondant dans le Département de la Cuvette et dans les forêts de la zone périphérique le long des cours d'eau, à proximité des mares ou dans les terrains humides, mais il n'atteint jamais des grandes proportions et, de ce fait, n'est pas exploité industriellement.

La poudre d'écorces, mélangée à de l'huile de palme et du sel gemme est consommée contre:

* les maux de « cœur », le crachement de sang, les douleurs intercostales ;
* le décocté est donné en boisson et en lavement contre : les maux de ventre, les débuts de hernie, la dysménorrhée ;
* plante utilisée dans le traitement des dermatoses de type « mwandza ».

3. Nom vernaculaire **:** Onka
Espèce **:** *Daniella Pynaertii* de Wild
Famille : Cesalpinaceae

Aspects botaniques :
Caractérisé par un fût très droit à rhytidome lisse, blanc marqué de brun, cet arbre est assez commun dans les galeries forestières de l'Alima et du Kouyou dans le Département de la Cuvette ainsi que le long des cours d'eau de la zone forestière du Département de la Sangha.
Usages médicinaux traditionnels :
De Gamboma à Ouesso, *Daniella Pynaertii* de Wild est extrêmement réputé pour le traitement:

* des maux de ventre, de l'ascite, de la hernie ;
* en boisson, c'est un remède contre la lèpre ;
* il aurait une action éméto-purgative énergique (le jus des écorces calmerait les fous) ;
* il est utilisé dans le traitement des dermatoses de type « mwandza »

4. Nom vernaculaire **:** Kieva ou Keba
Espèce : *Sacoglottis gabonensis* (Baill.) Urban
Famille : Humiriaceae

Aspects botaniques :
Arbre ou arbuste des forêts humides, voire marécageuses, souvent à proximité du littoral, pouvant atteindre 40 mètres de haut; fût tortueux, profondément et irrégulièrement cannelé; écorce rugueuse, rougeâtre en coupe; bois très dur. Il fait partie de la famille principalement néotropicale, comprenant huit genres et 49 espèces dont une africaine.

Usages médicinaux traditionnels :
Cette plante est utilisée par différents guérisseurs traditionnels, dans le traitement de :
* troubles ovariens, infections vaginales ;
* la fièvre chez les petits enfants ; ici, c'est le macéré des écorces qui est utilisé en bain;
* dermatoses de type « mwandza ».

5. Nom vernaculaire **:** Mbouélé
Espèce **:** *Carapa procera* D.C
Famille **:** Meliaceae

Aspects botaniques :
Commun dans toutes les forêts ombrophiles et les galeries forestières, cet arbre se reconnaît à ses grandes feuilles groupées à l'extrémité des rameaux ; le pétiole très élargi à la base, brun rouge, est strié; les folioles opposées, elles aussi souvent de grande taille, ont un pétiolule très épaissi, canaliculé à la face supérieure et plissé à la face inférieure.
Usages médicinaux traditionnels :
Il semblerait que cet arbre ait des propriétés stimulantes. Il est très souvent employé comme aphrodisiaque, passant presque, selon certains féticheurs, pour un régénérateur des fonctions sexuelles ; il est également employé

pour lutter contre la fatigue générale, l'anémie et l'inappétence. Dans ces divers cas, les féticheurs prescrivent de manger la poudre d'écorces avec du sel et de l'huile de palme et de boire le liquide tiède, ou encore de manger avec une banane mûre le cylindre central du pétiole préalablement torréfié.

Les kôta et les pygmées ou peuples autochtones se servent aussi de cette plante comme vermifuge.

6. Nom vernaculaire **:** Omamayi
Espèce **:** *Tetrorchidium didymostemon* (Baill.) Pax & K. Hoffm.
Famille : Euphorbiaceae

Aspects botaniques :
Très commun dans tout le Congo, cet arbre de quatre à 25 mètres de haut existe dans presque tous les recrûs, les formations secondaires, les galeries forestières, ainsi qu'en bordure des forêts denses. Il est très largement diffusé en Afrique depuis la Guinée jusqu'en République Démocratique du Congo.

Usages médicinaux traditionnels :
D'une façon générale, cette plante est utilisée pour soigner les bébés qui ont une grosse rate : la mère se passe les écorces fraîches sur le bout du sein pour que le bébé absorbe le remède en tétant.

A dose élevée, c'est un drastique violent, utilisé avec précaution dans le traitement de :

* toux convulsives, coqueluche.

Elle peut être utilisée :

* en cataplasme, en pansements humides sur les abcès, les furoncles et les bubons pour les faire « mûrir ».
* en oint pour les douleurs musculaires, articulaires (rhumatismes, maux de côtes ou de reins), les courbatures fébriles, la constipation chez les nouveau-nés.
* dans le traitement des dermatoses de type « mwandza ».

7. Nom vernaculaire **:** Onkoua
Espèce **:** *Alstonia Boonei* de Wild
Famille **:** Apocynaceae

Aspects botaniques :
Très commun dans toute la région forestière, cet arbre est particulièrement abondant dans les zones inondées de la Cuvette congolaise, où il est souvent à l'état de peuplement pur. Dans ces conditions écologiques, il ne dépasse guère une dizaine de mètres de hauteur, alors que dans les régions exondées, il atteint facilement le double de cette taille.

Usages médicinaux traditionnels :
Les différents groupes ethniques du Congo s'en servent généralement pour traiter les affections suivantes :
* affections génito-urinaires, troubles ovariens, douleurs post partum et la blennorragie chez les hommes ;
* affections gastro-intestinales, gastrites, troubles spléniques, hernie, diarrhée ;
* rhumatismes (bains ou bains de vapeur)
* céphalées ;
* abcès, bubons, chancres ;
* dermatoses de type « mwandza ».

8. Nom vernaculaire **:** Opessi
Espèce : *Carapa Procera var. Palustre*
Famille **:** Meliaceae

Aspects botaniques :
Commun dans toutes les forêts ombrophiles et les galeries forestières, cet arbre se reconnaît à ses grandes feuilles groupées à l'extrémité des rameaux ; le pétiole très élargi à la base, brun rouge, est strié; les folioles opposées, elles aussi souvent de grande taille, ont un pétiolule très épaissi, canaliculé à la face supérieure et plissé à la face inférieure.

Usages médicinaux traditionnels :
* antipaludéen ;
* utilisé dans le traitement des dermatoses de type « mwandza » ;

* au Sénégal, les lotions traditionnelles sont utilisées sur les inflammations de la peau [39] ;
* au Guatemala, la plante est utilisée pour soigner les maladies sexuellement transmissibles [40];
* elle est utilisée dans le traitement de l'onchocercose.

9. Nom vernaculaire **:** Onguéhé
Espèce**:** *Ongokea Gore* (Hua) Pierre
Famille **:** Olacaceae

Aspects botaniques :
Espèce de forêts denses, cet arbre de 15 à 25 mètres de haut, élancé, glabre, se rencontre assez souvent dans les recrûs, les galeries forestières, les forêts denses et humides en Afrique et naturellement dans toutes les formations fermées un peu importantes.

Usages médicinaux traditionnels :
Dans tout le Congo, c'est le médicament de choix du bébé auquel il garantit de « belles » selles, l'absence de grosse rate et une parfaite santé; pour l'administrer, la mère se passe les écorces fraîches sur le sein, si bien que le bébé absorbe le remède en même temps que son repas.

L'écorce de tige, macérée dans l'eau ou le vin de palme, lutte contre les affections suivantes:
* splénomégalie, constipation, hernie inguinale, stérilité (chez l'homme et chez la femme);
* dermatoses de type « mwandza ».

10. Nom vernaculaire : Olondo
Espèce: *Mitracarpum verticillatum* Vatke
Famille : Rubiaceae

Aspects botaniques et usages médicinaux traditionnels :
Cette rudérale à petites feuilles blanches est réputée comme fongicide et parasiticide cutanés :
* écraser la plante et appliquer le jus sur les dartres, les mycoses et les teignes ;
* usage contre la diarrhée et les maux de ventre;

* les Vili et les Yoombe dans le Département du Kouilou, les Tsaangui dans le Département du Niari et les populations du Département de la Sangha appliquent sur les morsures de serpents, un emplâtre de feuilles pilées de cette plante comme anti-venin ;
* cette plante est utilisée dans le traitement de l'affection « mwandza ».

11. Nom vernaculaire **:** Ekongo
Espèce **:** *Syzygium sp.*
Famille **:** Myristiacaceae

Aspects botaniques :
Ce petit arbre est très fréquent dans les recrûs et les îlots forestiers du plateau des cataractes, des Départements du Niari, de la Bouenza et de la Cuvette; il devient plus rare au fur et à mesure que l'on pénètre dans le secteur de la forêt dense hygrophile comme le Mayombe et le Chaillu.

Il se reconnaît assez bien à ses feuilles imparipennées, à rachis renflé à l'insertion des folioles; celles-ci sont longuement acuminées et paraissent sessiles du fait que le limbe est décurrent sur le pétiolule.

Usages médicinaux traditionnels :
* les Kongo du Pool sont les principaux utilisateurs de cet arbre: la décoction des écorces ou des feuilles est prescrite en boisson comme traitement des affections gastro-intestinales, des débuts de hernie ou comme vermifuge;
* celle des racines est absorbée par doses fractionnées dans le courant de la journée dans le cas d'emphysème et de broncho-pneumonie;
* séchées puis pulvérisées, les écorces de racines servent à panser les plaies ;
* délayées dans de l'eau bouillante, elles sont utilisées sous forme de bains de vapeur comme fébrifuge et anti-rhumatismal;
* dans le district de Makoua, Département de la Cuvette, cette plante est considérée comme très toxique et n'est employée qu'à titre externe pour éradiquer les poux;

* les Pygmées du Département des Plateaux s'en servent comme vermifuge ;
* toujours dans le Département des Plateaux, les Téké font boire le jus des feuilles aux femmes qui ont des règles douloureuses, et la tisane d'écorces aux malades atteints de gonococcie;
* presque partout au Congo, l'arbre est considéré comme possédant de grands pouvoirs magiques: « il ne faut pas oublier, avant de récolter feuilles ou écorces de lui offrir une pièce de monnaie et de lui faire une prière en expliquant ce qu'on attend de sa puissance ». « Suspendu au linteau de la porte d'entrée, il interdirait l'accès de la maison aux mauvais esprits; au-dessus du lit du malade, il le protègerait des mauvais génies et des sorciers »;
* utilisé pour soigner le diabète ;
* cette plante possède des vertus aphrodisiaques;
* elle est utilisée contre les céphalées;
* elle est utilisée dans le traitement des dermatoses de type « mwandza ».

12. Nom vernaculaire : Oteli
Espèce: *Ficus af. Congoensis* Engl.
Famille : Moraceae

Usages médicinaux traditionnels :
La sève de ce grand arbre est administrée, per os, pour soigner:

* les oedèmes généralisés, l'ascite et les hémorragies des femmes enceintes ;
* quand un malade a mal à la gorge et des amygdales enflées, on lui donne à boire du vin de palme dans lequel on aura fait macérer les écorces de cet arbre ;
* plante utilisée contre les dermatoses de type « mwandza ».

13. Nom vernaculaire : Mwamwande
Espèce : *Costus afer* Ker. Gawl.
Famille : Zingiberaceae
Usages médicinaux traditionnels :
Les Costus sont ordinairement confondus par les guérisseurs traditionnels qui leur attribuent les mêmes propriétés médicinales et les

désignent par le même nom. Toutefois, certaines espèces sont désignées plus spécialement par référence à l'endroit où elles poussent (de la forêt, de la savane, de l'eau) ou par leur taille (le grand, le petit).

* La décoction aqueuse des tiges ou des feuilles est donnée en boisson, à raison d'un verre trois fois par jour, comme calmant de la toux, de la coqueluche, de l'asthme et des maux de côtes ;
* le jus extrait par expression des tiges ou des feuilles est administré en instillations oculaires et auriculaires contre les ophtalmies, les otites et les céphalées ;
* cette plante est utilisée pour soigner la carie dentaire et d'autres affections buccales ;
* délayé dans l'eau bouillante, le jus extrait par expression des tiges ou des feuilles sert à préparer un bain ou un bain de vapeur destiné aux malades fiévreux ou rhumatisants ;
* les inflorescences écrasées dans de l'huile sont consommées par les femmes enceintes pour le bon développement du foetus.
* la préparation précédente est également recommandée aux patients souffrant de maux de « cœur » ;
* édulcorant dans la médication du rhumatisme en association avec le *Barteria fistulosa* ;
* utilisé dans le traitement des dermatoses de type « mwandza ».

14. Nom vernaculaire **:** Ondzendzeli
Espèce : *Olax Wild* de Manii Engl.
Famille : Olacaceae

Aspects botaniques et usages médicinaux traditionnels :
Il s'agit d'un petit arbre assez commun en forêt.

* Il semble avoir des propriétés émétiques: en effet, les écorces des racines sont employées dans le traitement des affections bronchiques ou pulmonaires pour faire cracher le malade ; il est recommandé avant de donner la potion à boire, de bien malaxer la poudre d'écorces dans l'eau afin d'obtenir une mousse abondante, qu'il faut laisser reposer et tiédir au soleil;
* la pulpe des écorces du tronc est utilisée, en pansements humides, pour faire « mûrir » les furoncles et les abcès; elle sert

également à préparer un bain de vapeur utilisé dans les cas de courbatures fébriles ou pour soigner la fièvre des enfants;

* les feuilles sont appliquées sur les plaies comme hémostatique et cicatrisant ; elles sont consommées crues ou cuites comme des légumes contre les maux de cœur, les diarrhées et comme vermifuge;
* on attribue à cet arbre, comme d'ailleurs à presque toutes les plantes qui contiennent des principes aphrogènes en notables proportions, un pouvoir magique important: c'est ainsi que chez les Kôta, seules les femmes pourraient consommer les feuilles de cet arbre car elles rendraient les hommes impuissants ;
* les Mbôsi lui reconnaissent le pouvoir d'éloigner les esprits malfaisants et le prescrivent de préférence pour soigner les sorciers blessés au cours de leurs « combats nocturnes »;
* le jus des racines de ce petit arbre est donné en boisson pour soigner les maux de ventre;
* cet arbre est utilisé dans le traitement des dermatoses de type « mwandza ».

15. Nom vernaculaire : Boloho
Espèce : *Berlinia grandiflora* (Vahl) Hutch. & Dalz.
Famille : Cesalpinaceae

Aspects botaniques et usages médicinaux traditionnels :
Très commun dans les formations plus ou moins marécageuses du secteur forestier, c'est un arbre à grandes fleurs blanches dont les usages courants sont :

* traitement des maux de ventre ;
* sa gomme est appliquée sur les plaies comme hémostatique et cicatrisant ;
* traitement des dermatoses de type « mwandza ».

16. Nom vernaculaire : Onkoungou
Espèce: *Piptadeniastrum africanum* (Hookf.) Brenan
Famille : Mimosaceae

Aspects botaniques :
Ce grand arbre à feuillage très fin, stratifié, paraît entièrement rouge au moment de la floraison. Il est extrêmement fréquent dans divers groupements forestiers.

Usages médicinaux traditionnels :
Cet arbre est très réputé dans différentes ethnies du Congo pour ses propriétés médico-magiques.
Les écorces se comporteraient dans l'organisme comme un drastique violent :

* elles sont employées dans le traitement des hémorroïdes, des infections génito-urinaires et gastriques, de l'ascite, des oedèmes, de la stérilité, de la constipation, des bronchites, de l'asthme;
* les Mbôsi emploient parfois les écorces de cet arbre pour soigner les lépreux: faire boire au patient l'extrait obtenu par décoction de la poudre d'écorces et de graines de maniguette dans de l'eau stagnante et le baigner avec celle des feuilles de *Maprounea africana*, d'*Hymeno cardia acida* et de *Lophira alata*;
* la sève ou l'extrait des écorces servait aux épreuves judiciaires par instillation dans l'œil;
* par ailleurs, l'arbre à une grande réputation magique: c'est lui que l'on chargerait de tuer, à distance, les sorciers; il éloignerait les génies ; il interdirait l'entrée de la case aux esprits malfaisants. Mais ce pouvoir magique est hélas aussi réversible et ces mêmes écorces pourraient servir à des fins criminelles ou à des envoûtements à distance;
* l'écorce de cet arbre à grandes feuilles composées, a une odeur agréable de santal; entaillée, elle laisse exsuder un liquide laiteux;
* elle est utilisée contre la blennorragie;
* elle est utilisée pour des lavements des enfants fiévreux ou convulsants;
* c'est un remède pour malades trypanosomés ou oedémateux;
* en tisane, elle remet le ventre des femmes en place après l'accouchement;
* cette plante est utilisée pour le traitement de la maladie « mwandza ».

17. Nom vernaculaire : Idoudouhou
Espèce : *Nuclea latifolia* Smith
Famille : Rubiaceae

Aspects botaniques et usages médicinaux traditionnels :
Cet arbuste lianescent, parfois sarmenteux, est extrêmement fréquent dans les savanes arborées.

* Comme boisson ordinaire, les malades atteints de blennorragie ou souffrant des maux de reins, doivent utiliser du vin de palme dans lequel on a fait bouillir des morceaux d'écorces.
* Pour traiter les affections gastro-intestinales, les diarrhées ou les débuts de hernie, les féticheurs prescrivent, soit la pulpe de racines, en lavement, soit le décocté de feuilles ou d'écorces, en boisson.
* Le décocté aqueux (racines) est un anti-diabétique et un purgatif per-os.
* Les feuilles fraîches mâchées avec des graines *d'Aframomum melegueta* sont utilisées pour soigner : les hémorroïdes, les affections gastro-intestinales, les diarrhées, la hernie.
* La pulpe (racines) est utilisée pour des lavements.
* Les feuilles sont utilisées en instillations oculaires contre les filaires (vermifuge).
* Les Lari dans le Département du Pool, font prendre comme thé purgatif aux malades atteints de furonculose, de la tisane de fruits verts de cet arbre.
* Les racines écrasées servent de pansement pour les plaies, les bubons et les abcès ; cette drogue sert parfois à frictionner les gens souffrant de lumbago.
* Cette plante est utilisée pour le traitement des dermatoses de type « mwandza ».

18. Nom vernaculaire : Djoa
Espèce: *Kalanchoe Lateritia* Engl.
Famille : Crassulaceae
Usages médicinaux traditionnels :
Il existe, au Congo, plusieurs espèces de Kalanchoe cultivées ou spontanées, si tant est que l'on puisse déduire cela du fait que l'espèce pousse dans une région de savane, actuellement totalement inhabitée, mais dont il est pratiquement impossible de dire depuis quand.

* Le jus des feuilles flambées, instillé dans les narines, soigne la nervosité des enfants ;
* les instillations nasales, auriculaires ou oculaires constituent le principal mode d'administration de la plante. Elle est en général, prescrite sous forme de suc obtenu par expression des feuilles, préalablement passées au-dessus du feu, dans le traitement des affections de l'oreille, du rhino-pharynx et des yeux ;
* deux gouttes dans le nez le soir avant de se coucher empêcheraient de ronfler ; ce remède serait aussi celui des convulsions des enfants et de l'épilepsie ;
* appliqué sur la peau, ce suc permettrait de soigner certaines inflammations allergiques ou parasitaires (mycoses, gale);
* en boisson, le suc des feuilles favoriserait l'expulsion du placenta ; les préparations sont souvent plus complexes : c'est ainsi, par exemple, que le mélange *Plagiostyles africana, Ongokea gore, Brillantaisia patula, Asystasia sp. et Kalanchoe* constituerait un remède très efficace contre les affections hépatiques ;
* la décoction des racines de *Pentadiplandra brazzeana*, des feuilles de *Tephrosia vogelii* et de *Kalanchoe* permettrait d'obtenir la cicatrisation des plaies les plus rebelles;
* le décocté du mélange de *Brillantaisia,* de *Ocimum* et de *Kalanchoe* régulariserait le cycle ovarien;
* la présence de la plante aux abords de la case, rendrait amicales toutes les intentions des gens qui s'en approcheraient ;
* cette plante est utilisée dans le traitement des dermatoses de type « mwandza ».

19. Nom vernaculaire : Indoho
Espèce : *Justicia extensa* T. Anders
Famille : Acanthaceae

Usages médicinaux traditionnels :

* Le jus des feuilles de cette plante est parfois administré en instillations oculaires pour tuer les filaires ;
* la plante est utilisée contre les affections cardiaques et les gastralgies ;
* elle est utilisée en massage corporel pour désenvoûter ;

* elle est utilisée dans le traitement des dermatoses de type « mwandza ».

20. Nom vernaculaire : Itelama
Espèce *: Polygonum sp.*
Famille : Polygonaceae

Usages médicinaux traditionnels :
Plante utilisée à Bokouélé dans le traitement des affections dermiques de type « mwandza ».

21. Nom vernaculaire : Bouma
Espèce : *Ceiba pentandra* (Linn.) Gaertn.
Famille : Bombacaceae

Aspects botaniques :
Ce grand arbre est appelé fromager. Essence à croissance rapide, à dissémination naturelle considérable du fait de la morphologie de ses graines, le fromager est présent dans toute l'étendue du territoire congolais. Il ne semble pourtant jamais atteindre les dimensions impressionnantes qu'il a dans certaines autres régions d'Afrique.

Usages médicinaux traditionnels :

* C'est vraisemblablement par analogie avec la rapidité de sa croissance et de sa haute taille qu'il est souvent prescrit pour soigner le rachitisme infantile et l'anémie (décocté des écorces en boisson et en bain);
* il est possible aussi que le fait de donner le jus des écorces en boisson aux femmes stériles pour les aider à concevoir, soit en relation avec la fécondité de la graine;
* per-os, le décocté des écorces sert très souvent pour soigner les maux de ventre, la diarrhée, la hernie et la blennorragie, ainsi d'ailleurs que les maux de cœur et l'asthme;
* en bains de bouche et en gargarismes, il est employé contre les gingivites et les aphtes et parfois comme anti-odontalgique;
* en pansement humide, la pulpe des feuilles est prescrite contre les panaris;

* le jus des feuilles est donné en boisson aux malades mentaux; il faut par ailleurs leur laver la tête avec le décocté des écorces et leur attacher autour de la tête un cordon fait d'écorces tressées;
* massages avec la pulpe des feuilles et bains avec le décocté des écorces sont des remèdes contre les fièvres vespérales surtout si elles sont jugées par le féticheur comme étant d'origine diabolique;
* plante utilisée aussi dans le traitement des dermatoses de type « mwandza ».

22. Nom vernaculaire : Passandzo
Espèce : *Cassia occidentalis* Linn.
Famille : Césalpiniaceae

Usages médicinaux traditionnels :
Cette espèce pantropicale naturalisée autour des villages, dans les jachères, est employée par les populations congolaises pour traiter un certain nombre d'affections plus ou moins graves telles :

* maux de ventre, de côtes, blennorragie, règles douloureuses, etc.;
* elle entre dans divers traitements des rhumatismes, de la fièvre des enfants;
* elle est utilisée comme anti-venin contre les morsures de serpents;
* comme *Cassia alata*, elle est parfois utilisée contre les dermatoses parasitaires et les ictères hémoglobinuriques;
* elle est utilisée dans le traitement des dermatoses de type « mwandza ».

23. Nom vernaculaire : Olimbé
Espèce : *Pycnanthus angolensis* (Welw.) Warb.
Famille : Myristicaceae

Aspects botaniques :
Le port de cet arbre est très caractéristique, avec ses branches aux extrémités retombantes, ses feuilles épaisses couvertes, à la face inférieure, par un tomentum rouille et presque toujours percées de nombreux trous provenant de l'attaque d'insectes. L'écorce a une

tranche dure et granuleuse, une odeur aromatique faible et laisse exsuder, à la suite d'entailles, un abondant liquide rose.
Usages médicinaux traditionnels :

* On retrouve, dans les applications médicinales de cet arbre, les prescriptions communes aux autres Myristicacées (dysménorrhée, dysenteries, hématuries) ;
* on constate que les écorces de *Pycnanthus angolensis* sont surtout utilisées dans le traitement des affections rhino-pharyngées et broncho-pneumoniques (angine, asthme, coqueluche, toux, bronchite, etc.) ;
* les écorces servent aussi dans le traitement de la stérilité des femmes et de leurs maux de ventre, des débuts de hernie et de la constipation des enfants ; elles sont en général, prescrites sous forme de décoction, ordonnée selon le cas à traiter, en boisson, en gargarismes ou en bains de bouche ;
* le liquide extrait des écorces peut aussi servir en bains de siège ou à faire une injection, dans des cas de leucorrhée, de vaginite, ou d'urétrite gonococcique ;
* on l'utilise aussi en bains de vapeurs comme fébrifuge et anti-rhumatismal ;
* la pulpe des écorces chaudes est employée en cataplasme contre les douleurs abdominales, gastriques ou spléniques ;
* la sève passe pour avoir une action bénéfique sur certaines dermatoses ;
* lorsqu'un chasseur estime qu'il est maudit et rentre toujours bredouille, il lui est conseillé, pour être exorcisé, de prendre un bain avec de l'eau dans laquelle on aura fait bouillir des écorces de cette plante ;
* *Pycnanthus angolensis* est utilisée dans le traitement des dermatoses de type « mwandza ».

24. Nom vernaculaire : Ontsoundi
Espèce : *Croton haumanianus* J. Léonard
Famille : Euphorbiaceae
Usages médicinaux traditionnels :
Cet arbre, très commun dans toutes les formations secondaires et les recrûs forestiers, est très employé par les tradipraticiens :

* Il est utilisé comme révulsif, diurétique et purgatif ;

* par voie externe, les écorces fraîches râpées et en général mêlées à l'huile de palme pour éviter une nécrose des tissus et pour soigner les abcès ou les furoncles, sont appliquées sous forme d'emplâtre maintenu en place par un bandage ;
* il est utilisé dans diverses autres affections :
    - rhumatismes, douleurs intercostales et céphalées chez les Duma ;
    - maux de côtes ou de reins chez les Téké et les Kota ;
    - oedèmes des jambes chez les Laadi ;
* le décocté des écorces ou des feuilles est donné, en boisson, dans le traitement de la blennorragie et comme décongestif pelvien dans les cas de mictions douloureuses ;
* on l'emploie aussi, dans les débuts de hernie, et en cas de constipation ;
* dans le District de Zanaga, Département de la Lekoumou, les femmes qui ont eu des avortements répétés ou des enfants mort-nés, doivent prendre deux fois par semaine, du troisième au septième mois de leur nouvelle grossesse, une cuillère à soupe du liquide obtenu en écrasant des graines de ce croton dans l'eau;
* les Punu du Département du Niari prétendent qu'en cas de morsures de serpents, il faut manger les jeunes feuilles de cette plante, tandis que les écorces, placées sur le toit de la maison, éloigneraient les serpents ;
* dans le district de Mayoko, Département du Niari, on mélange les jeunes feuilles de *Croton haumanianus* à celles *d'Harungana madagascariensis* pour traiter la gale ;
* un peu partout au Congo, la plante est considérée comme fétiche. Beaucoup de féticheurs se servent de ce *croton* pour préparer des philtres destinés à éloigner les mauvais esprits, à avoir de la chance ou à conjurer le mauvais sort ;
* elle est utilisée dans le traitement des dermatoses de type « mwandza ».

25. Nom vernaculaire : Mondondo
Espèce : *Scleria barteri* Boeck
Famille : Cyperaceae

Aspects botaniques :
Il s'agit d'une espèce à port lianescent et ses feuilles sont tranchantes comme des rasoirs.

Usages médicinaux traditionnels :

* Dans la périphérie de Brazzaville et le Département du Pool, le décocté des racines est prescrit aux femmes qui ont des règles irrégulières et trop abondantes ;
* par ailleurs, ce même décocté est prescrit aux malades atteints d'ictères hématuriques ;
* on s'en sert pour soigner la blennorragie;
* près du district de Komono, la poudre de racines ou la tisane sert comme calmant de la toux et contre les crachements de sang;
* les Nzabi au Niari attribuent à la plante des vertus aphrodisiaques;
* dans les Départements de la Sangha et de la Likouala, la poudre des racines, préalablement torréfiées, est utilisée en applications locales, après scarifications épidermiques, par les Pygmées pour traiter des céphalées et par les Songo pour soigner les plaies lépreuses;
* elle est utilisée dans le traitement des dermatoses de type « mwandza ».

26. Nom vernaculaire : Ibondji
Espèce : *Alchornea cordifolia* Müll. Arg.
Famille : Euphorbiaceae

Usages médicinaux traditionnels :
Espèce pantropicale des brousses secondaires et des recrûs forestiers, on la rencontre aussi bien dans les formations arborées de savane que dans les régions périodiquement inondées des bords du fleuve Congo et de ses affluents.

* Malgré la grande variété des indications médicales de cette plante, il semble pourtant que la plupart des groupes ethniques du Congo lui reconnaissent, en priorité, une action sur les diverses affections bronchiques telles que coqueluche, toux, grippe, bronchite, etc. : il est conseillé dans ces cas de manger la moelle des grosses tiges ou à défaut de boire, par doses

fractionnées dans le courant de la journée, le décocté des tiges ou des feuilles;

* parmi les maladies les plus traitées avec *A. cordifolia*, viennent ensuite :
    - les affections gastro-intestinales et hépatiques (boire le décocté des feuilles ou des racines) ;
    - les plaies, les ulcères et éventuellement les dermatoses cutanées (jus de jeunes feuilles) ;
* assez général aussi est l'emploi de la tige en pansement contre les caries dentaires; le décocté servant alors en gargarismes ou en bains de bouche: cette thérapeutique expérimentée par diverses personnes dignes de foi, serait des plus efficaces;
* les racines fournissent un bon détoxiquant contre les ictères et les morsures de serpents;
* les tiges écorcées sont utilisées contre les maux de dents et les maux de gorge (extinction de voix, bronchites...);
* les feuilles luttent contre la tachycardie;
* le jus des fruits soigne diverses affections de la peau;
* en usage interne, la plante possède des propriétés anti-inflammatoires, anti-arythmiques, et sert d'indications en hématologie, en pneumologie et en cardiologie;
* en usage externe, elle possède des propriétés de colorant noir, anti-inflammatoire et sert d'indications en dermatologie et en stomatologie;
* les autres usages sont plus locaux : c'est ainsi que les Mbôsi baignent les bébés fièvreux dans le décocté de feuilles auxquelles ils ajoutent d'ailleurs celles de *Morinda Lucida* et de *Chaetocarpus africanus*;
* les Kôta prétendent qu'un verre de tisane de feuilles donné le matin aux enfants les protège des mauvais sorts;
* les Téké écrasent les feuilles dans une cuvette remplie d'eau avec laquelle ils lavent la tête et le visage des épileptiques;
* elle est utilisée dans le traitement du « mwandza ».

27. Nom vernaculaire : konzobololo
Espèce : *Pauridiantha pyramidata* (Kr.) Brem.
Famille : Rubiaceae

Usages médicinaux traditionnels:

* Le décocté des feuilles est administré en boisson contre les oedèmes locaux;
* la plante est utilisée dans le traitement des dermatoses de type « mwandza ».

28. Nom vernaculaire : Ololongo
Espèce : *Harungana madagascariensis*
Famille : Hypericaceae

Usages médicinaux traditionnels :
Très commun dans toutes les formations secondaires, les recrûs forestiers et les plantations abandonnées, cet arbre est largement utilisé par les féticheurs congolais pour soigner diverses maladies de peau d'origines variées.

* Les pathologies dermatologiques les plus généralement traitées à l'aide de cette plante sont la gale, la teigne, les mycoses et la lèpre. Le malade est d'abord très énergiquement lavé au savon, voire à la brosse, puis rincé avec la décoction aqueuse des écorces que l'on laisse sécher sans l'essuyer; il est ensuite badigeonné avec le jus de la plante. Dans le cas particulier de la teigne, la pulpe des écorces est appliquée sous forme d'un emplâtre, maintenu en place une nuit durant, par un foulard noué autour de la tête;
* les indications gynécologiques de la plante sont: la dysménorrhée, les troubles de l'ovulation, les avortements spontanés répétés, la stérilité. Les racines employées sous forme de décocté, sont prescrites en boisson ou en bain de siège. Le plus souvent la plante est utilisée seule, mais l'adjonction de *Costus afer*, de *Combretum platyphyllum*, de *Sapium cornutum*, de *Carpolobia lutea*, de *Microdesmis puberula* est parfois recommandée par certains féticheurs Vili ou Téké des Départements du Kouilou et des Plateaux;
* le décocté des feuilles ou des écorces est aussi préconisé comme anti-dysentérique;
* comme expectorant ou vomitif, ce décocté est donné dans le traitement des affections bronchiques et de la toux. La dose moyenne est représentée par un verre à absorber trois fois par jour. La plupart des féticheurs recommandent aussi de mâcher

lentement les deux premières feuilles qui recouvrent encore le bourgeon terminal;

* il est à signaler que dans la Louessé au Kouilou, ces jeunes feuilles sont consommées contre la tachycardie;
* dans le département de la Sangha, à Ouesso, *Harungana madagascariensis* est réputé comme remède des ictères et de l'hématurie : boire le macéré des écorces en mangeant du manioc roui ;
* il est utilisé dans le traitement des dermatoses de type mwandza.

29. Nom vernaculaire : Onganguini
Espèce : *Hymenocardia acida* Tul.
Famille : Euphorbiacées

Aspects botaniques et usages médicinaux traditionnels:
Cet arbre tourmenté, au tronc lisse, blanc taché d'orange, est absolument typique des savanes centrales congolaises; il y forme souvent des peuplements purs. Il disparaît dès qu'on aborde la forêt un peu plus dense pour faire place à une espèce voisine *H. ulminoïdes.*

* Les Kongo du Département du Pool se servent de la pulpe d'écorces pour soigner les diarrhées dysentériformes, les maux de ventre des femmes (stérilité, dysménorrhée) et la toux. Ces indications se retrouvent intégralement chez les autres groupes ethniques vivant aussi en savane comme les Téké dans le Département des Plateaux, les Mbôsi dans le Département de la Cuvette, les Kota, les Punu ou les Duma de la basse vallée du Département du Niari;
* le décocté des écorces est parfois utilisé pour laver les plaies, soigner les ophtalmies ou les migraines. Les Mbôsi se servent de la pulpe des écorces en frictions pour traiter, après lavage avec la décoction, certaines parasitoses ou dermatoses cutanées (gale, bourbouille, ou lèpre);
* la poudre d'écorces, mélangée à l'huile de palme et à du sel gemme est donnée à manger contre les vomissements sanguinolents;
* le jus extrait des racines est appliqué localement comme anti-inflammatoire en cas d'otite ou de maux de dents;
* cette plante est utilisée dans le traitement des dermatoses de type « mwandza ».

Nous venons de décrire quelques aspects botaniques et de présenter quelques usages médicinaux traditionnels des 29 plantes prioritaires utilisées dans le traitement des dermatoses de type « mwandza ». En général, les stipules sont employées comme analgésiques en cas de hernie ou de douleurs intercostales, lombaires, spléniques soit sous forme de potion calmante obtenue avec le jus délayé dans un peu d'eau, soit sous forme de cataplasme: les stipules sont écrasées avec l'huile de palme et divers condiments (*Aframomum melegueta,* fruit de *garcinia*, kola, etc.) et la préparation est appliquée aux points douloureux. Les écorces sont utilisées per os dans le traitement des maladies vénériennes, de la stérilité, de l'impuissance sexuelle, des affections buccales, des dermatoses de type « *mwandza »;* par voie externe, le décocté est prescrit en bain ou en lotion contre les affections buccales, la variole et la varicelle ; la pulpe mélangée à de l'huile de palme sert à soulager les rhumatismes par friction et les dermatoses. Contre les dérangements intestinaux et les diarrhées, on conseille de manger les feuilles comme légumes avec de l'huile de palme, du sel, du poisson ou de la viande. Chez les « Kota », la décoction des écorces est répandue autour des plantations pour les protéger des mauvais sorts et des récoltes non abondantes.

Dans le cadre du traitement des dermatoses de type « *mwandza* », les écorces entrent dans la composition de nombreux protocoles de soins suivant les signes cliniques présentés par le malade à traiter.

L'enquête ethnobotanique menée à Bokouélé ne s'est pas intéressée à l'aspect métaphysique de la médecine traditionnelle. Cependant, on se doit de signaler qu'au Congo comme partout en Afrique, les usages médico-magiques occupent une place importante. Les plantes employées possèdent certainement des actions synergiques valables, mais la sagesse et les croyances ancestrales transmises de génération en génération, leur confèrent des vertus surnaturelles.

Notre équipe a recueilli des informations sur l'utilisation faite, dans la localité de Bokouélé, des plantes traitant la maladie « mwandza », aux fins d'analyses plus rationnelles des vertus qui leur sont attribuées. Nous avons plus particulièrement tenté d'évaluer leurs activités antibactériennes et antitumorales.

Chapitre 5
Screening pharmacologique

De nombreux médicaments doivent leur existence à la biodiversité du milieu naturel : les plantes, les organismes marins et les micro-organismes constituent une source importante de substances actives ayant un rôle essentiel en médecine. Dans le domaine des anticancéreux par exemple, environ 40% des cytotoxiques utilisés en chimiothérapie sont d'origine naturelle [1].

Les recherches phytochimiques, pharmacologiques, toxicologiques et cliniques relatives aux extraits végétaux ont permis de nos jours d'offrir une sécurité accrue d'emploi des phytomédicaments existants. Elles ouvrent aussi de nouvelles perspectives en matière de prévention et de traitement de nombreuses pathologies grâce à des nouveaux phytomédicaments (plantes ou parties de plantes utilisées comme médicaments), découverts au cours d'enquêtes ethnobotaniques et éthnopharmacologiques.

Les plantes nous ont fourni jusqu'à il y a très peu de temps encore la quasi-totalité de nos médicaments. Et si aujourd'hui, le médicament de synthèse prend une place importante dans l'arsenal thérapeutique, il reste encore bien des substances actives à découvrir dans le monde végétal.

Des plantes bien connues comme le pavot, le séné, la jusquiame, la digitale, la belladone, le quinquina etc., constituent des chefs de file d'importantes classes thérapeutiques comme les analgésiques, les anesthésiques, les antispasmodiques, les tonicardiaques, les antipaludéens etc. La nature constitue ainsi une source privilégiée et non encore totalement explorée de molécules, dont l'inventaire systématique peut fournir à l'imagination des chercheurs, de nombreux modèles de médicaments et de nouveaux axes de recherche en biologie.

Nous avons réalisé le screening pharmacologique des principales plantes utilisées dans le traitement de la maladie mwandza pour évaluer éventuellement leurs activités antibactérienne et antitumorale.

L'activité antibactérienne des antibiotiques, des phytomédicaments ou des extraits végétaux peut être appréciée in vitro, c'est-à-dire hors de tout organisme vivant. C'est ainsi que l'on peut apprécier la valeur de tout nouvel antibiotique et établir son spectre d'activité. Pour cela, les pharmacologues ou les biologistes déterminent la concentration minimale inhibitrice CMI. La concentration minimale inhibitrice est la plus faible concentration d'antibiotique capable d'inhiber, dans un milieu, toute culture visible de la souche étudiée. Elle permet donc, de définir la sensibilité ou la résistance des souches bactériennes.

L'interprétation du chiffre brut donné par la C.M.I. est formulée en termes de souche « sensible », « résistante » ou « intermédiaire » :

- Une souche est dite « résistante » quand la concentration d'antibiotique qu'elle est capable de supporter est notablement plus élevée que la concentration qu'il est possible d'obtenir in vivo, quelque soit le traitement.
- A l'opposé, une souche dont la concentration minimale inhibitrice est nettement inférieure aux concentrations humorales obtenues avec un traitement à doses usuelles sera très certainement cliniquement «sensible » (pourra être atteinte par un traitement à doses usuelles).
- Entre les deux catégories, il existe des souches que l'on qualifie «d'intermédiaires », qui ne répondent pas à un traitement général aux doses habituelles, mais qui pourront être atteintes par un traitement par voie générale à hautes doses si possible, ou par l'infection siège en des organes où l'antibiotique peut être physiologiquement concentré (organes d'excrétion).

L'activité antitumorale pour sa part mesure l'inhibition de la prolifération des cellules cancéreuses.

Pour ce qui est des plantes étudiées, nous avons procédé à une extraction aqueuse de la poudre d'écorces séchées et à la lyophilisation de l'extrait pour chacune des plantes. Les lyophilisats ont été ensuite

testés pour les propriétés antibiotiques et antitumorales.
Pour les produits fixes, l'extraction du matériel végétal a été réalisée à l'aide de l'extracteur soxhlet, avec comme solvants : eau, dichlorométhane, éther de pétrole, hexane, éther diéthylique, acétate d'éthyle, méthanol puis éthanol. On obtient ainsi ce qu'on appelle des extraits bruts totaux.

Pour les huiles essentielles et autres constituants volatils, nous avons procédé à une hydrodistillation.

Les études pharmacologiques préliminaires réalisées sur les extraits aqueux des différentes plantes ont consisté en la recherche des actvités antibactérienne et antitumorale.

Résultats des tests d'activité antibactérienne
Le test du pouvoir bactériostatique sur les différents extraits a révélé le pouvoir antibactérien de quatre plantes sur les 55 : *klainedoxa gabonensis* Pierre ex Engl., *Carapa Procera* DC, *Syzygium sp.*, *Piptadeniastrum africanum* (Hook.f.) Brenan.

** *Klainedoxa gabonensis* Pierre ex Engl. (Conc: 16 mg/ml)
-- actif contre Staphylococcus aureus (+++)
-- actif contre Proteus vulgaris (++)
-- actif contre Pseudomonas aeruginosa (+)
-- inactif contre Escherichia Coli

***Carapa Procera* var. palustre (conc. 13mg/ml)
-- actif contre Staphylococcus aureus (++)
-- actif contre Proteus vulgaris (+)
-- inactif contre Pseudomonas aeruginosa
-- inactif contre Escherichia Coli

***Syzygium sp.* (conc.: 15.2 mg/ml)
-- actif contre Staphylococcus aureus (++)
-- actif contre Proteus vulgaris (+)
-- inactif contre Pseudomonas aeruginosa
-- inactif contre Escherichia Coli

** *Piptadeniastrum Africanum* (conc. : 16.8 mg/ml)

-- actif contre Staphylococcus aureus (++)
-- actif contre Proteus vulgaris (+)
-- actif contre Pseudomonas aeruginosa (+)
-- légèrement actif contre Escherichia Coli

Résultats des tests d'activité antitumorale

Tous les extraits aqueux sont atoxiques à 50 mg/ml excepté ceux de deux plantes : *Klainedoxa gabonensis* Pierre ex Engl. et *Piptadeniastrum Africanum* (Hook.f.) Brenan.

L'extrait de *Klainedoxa gabonensis* Pierre ex Engl. inhibe la prolifération des cellules cancéreuses humaines à un taux élevé de 77% au bout de trois jours et celui de *Piptadeniastrum Africanum* (Hook.f.) Brenan stoppe ladite prolifération à un taux plus faible de 15%. Il s'agit là des indications d'ordre qualitatif qu'il nous a paru utile d'approfondir, au moins pour l'une des deux plantes qui a développé un taux d'inhibition de la prolifération cellulaire plus élevé, en l'occurrence, le *Klainedoxa gabonensis* Pierre ex Engl. .

Les résultats qualitatifs des tests pharmacologiques des extraits aqueux nous ont amené à préparer des extraits organiques de *klainedoxa gabonensis* Pierre ex Engl. en vue de la recherche des principes actifs contenus dans cette plante qui se révèle être la plus active.

Compte tenu de l'importance que joue cette plante auprès des tradipraticiens, lesquels majoritairement l'utilisent dans leurs différentes compositions des recettes et des protocoles des soins dans le traitement de la maladie « mwandza », appuyés par des résultats intéressants des tests d'activités biologiques, nous avons estimé utile d'élargir le champ d'investigation par des tests d'activités antibiotiques et antitumorales sur ses extraits organiques. Les résultats obtenus sont consignés dans les deux tableaux I et II.

a. Activité antibacterienne en µg/ml

Nous donnons ici les CMI des extraits obtenus à partir de divers solvants.

Tableau I : Activité antibactérienne de divers extraits organiques de *Klainedoxa gabonensis* Pierre ex Engl.

Solvant	*Escherichia Coli*	*Pseudomonas A.*	*Staphyloccocus A.*
CH_2Cl_2	625	1250	625
Et_2O	625	1250	625
CH_3COOEt	1250	625	625
MeOH	625	625	312
H_2O	> 1250	> 1250	1250
Résidu	625	625	625

L'extrait au méthanol (MeOH) présente les meilleurs CMI sur les 3 germes testés (*staphyloccocus* A., *pseudomonas* A. et *Escherichia* Coli). L'extrait aqueux a été repris ici pour rechercher sa C.M.I. puisque dans l'expérience précédente, nous avions des concentrations élevées de 13 à 16,8 mg/ml. Il s'agissait à ce niveau là de tests qualitatifs, alors qu'ici, nous évaluons l'activité au plan quantitatif.

b. Activité antitumorale (cytostase sur cellules cancéreuses humaines, lignée KB) sur divers extraits de *Klainedoxa gabonensis* Pierre ex Engl.

Le test a été réalisé par cytostase sur cellules cancéreuses humaines (lignée KB). Les produits sont déposés au moment de la mise en culture. Au bout de trois jours, les pourcentages d'inhibition de la prolifération cellulaire sont évalués par une méthode colorimétrique au rouge neutre, relativement à des cellules témoins. Le test nous donne l'activité anticancéreuse de divers extraits aux deux concentrations de 50 et 10 μg/ml.

Tableau II : Activité anticancéreuse de divers extraits de *Klainedoxa gabonensis* Pierre ex Engl.

Solvant	Concentration 50 µg/ml	Concentration 10 µg/ml
CH_2Cl_2	0 %	0 %
Et_2O	97 %	46 %
CH_3COOEt	96 %	0 %
MeOH	78 %	0 %
H_2O	0 %	0 %
Résidu	93%	0%

Les chiffres donnés dans ce tableau expriment les pourcentages d'inhibition de la prolifération cellulaire, c.à.d. les pourcentages d'inhibition du développement des cellules cancéreuses. En d'autres termes, ils traduisent l'activité anticancéreuse des divers extraits à l'une ou l'autre des deux concentrations d'étude, à savoir: 50 et 10 µg/ml.

c. Observations

L'extrait méthanolique est celui qui présente la plus grande activité antibactérienne, avec une CMI à 312 µg/ml pour la souche *Staphylococus aureus*, et à 625 µg/ml pour les souches *Pseudomonas aeruginosa* et *Escherichia* Coli.

L'extrait à l'éther diéthylique est pour sa part celui qui présente la plus grande activité antitumorale avec un très fort taux d'inhibition de 97% à la concentration de 50 µg/ml et un taux de l'ordre de la moitié du précédent, 46%, à une concentration cinq fois plus faible de 10 µg/ml. Signalons qu'à cette dernière concentration, aucun autre extrait ne présente d'activité antitumorale.

On peut en déduire que les deux activités biologiques du *Klainedoxa gabonensis* Pierre ex Engl. ne sont pas dues à un même principe actif, puisque chacune d'elles s'exprime avec une inténsité différente, dans un solvant différent. Il est très significatif de noter qu'à la concentration minimale de 10 µg/ml, on n'observe pas du tout d'activité antitumorale dans le méthanol, alors qu'elle s'exprime dans l'éther diéthylique encore à un niveau assez notable de 46%.

On peut noter que l'étude pharmacologique des extraits aqueux et organiques des plantes prioritaires a permis d'obtenir les résultats ci-après:

- quatre espèces ont une activité antibactérienne, dont deux avec un large spectre (quatre souches) : le *Klainedoxa gabonensis* et le *Piptadeniastrum africanum* ;
- deux espèces ont une activité antitumorale dont une avec un fort taux d'inhibition 77% sur les cellules cancéreuses humaines pour l'extrait aqueux ;
- une espèce présente à la fois les deux activités antibactérienne et antitumorale, et dans le cas de cette espèce très active, les principes actifs semblent différents car contenus dans des extraits différents (éther, méthanol) ;
- l'extrait éthéré développe à une concentration de 50 µg/ml un fort taux d'inhibition des cellules cancéreuses humaines de 97%.

Les résultats de ce screening pharmacologique désignent le *Klainedoxa gabonensis* Pierre ex Engl. comme principale plante active confirmant ainsi son emploi dans la composition de la majorité des recettes, par la totalité des tradipraticiens consultés. Pour cette raison, elle est la première plante sur laquelle nous avons décidé de mener une étude chimique afin de déterminer les principes actifs qu'elle contient. Pour l'étude chimique, nous avons aussi décidé d'ajouter le *Sacoglottis gabonensis* (Bail.) Urban. Le choix de cette plante n'ayant pas d'activités biologiques signalées, pour l'étude chimique se justifie pour les deux raisons essentielles suivantes:

- elle est l'une des plantes les plus utilisées par les tradipraticiens dans la composition des différentes recettes et des différents protocoles de soins lors du traitement des dermatoses « mwandza » ;
- elle est l'unique espèce africaine sur les cinquante identifiées au monde, notamment en Amérique Latine.

Chapitre 6
Etude chimique de deux plantes utilisées dans le traitement des dermatoses « mwandza » : le Klainedoxa gabonensis Pierre ex Engl. et le Sacoglottis gabonensis (Baill.) Urban.

Afin d'extraire le meilleur de chaque plante avec tous ses principes actifs, et cela dans le seul but de nous les restituer intégralement, nous avons utilisé un procédé de modeste technologie : il s'agit d'un broyage manuel à partir d'un moulin ou d'un mortier.

Ce procédé de broyage consiste à pulvériser la partie active de la plante sèche en la broyant à température ambiante. On recueille ainsi une poudre suffisamment fine et homogène, la poudre totale ou totum de plante.

Pourquoi broyer à température ambiante ? Tout simplement parce que certaines études montrent que sous l'action de la chaleur et de l'oxydation produite lors d'un broyage classique, les vitamines, les enzymes, les substances volatiles et de nombreux principes actifs sont détériorés.

Le totum de plante obtenu par broyage renferme donc non seulement l'intégralité des principes actifs mais aussi tous les constituants de la plante qui agissent en synergie pour une meilleure efficacité.
Les opérations chimiques devant nous permettre d'isoler la fraction active et le principe actif par des méthodes physicochimiques se sont déroulées de la manière suivante:

* récolte du matériel végétal;
* séchage et broyage du matériel végétal (écorces, racines, feuilles...) ;

* screening chimique pour déterminer les grandes familles chimiques (alcaloïdes, flavonoides, quinones, tannins, stéroïdes et terpènes/terpènoïdes…) ;
* extractions diverses dans différents solvants et analyse chromatographique ;
* fractionnements chimiques des extraits bruts et analyse chromatographique ;
* fractionnements chromatographiques et isolement des composés ;
* détermination de la structure du ou des constituants chimiques contenu(s) dans ces plantes.

1. Screening chimique des plantes prioritaires

a. Généralités sur les tests chimiques en phytochimie

L'étude chimique d'une plante commence généralement par les tests préliminaires. Ceux-ci permettent de détecter la présence éventuelle de certains groupes chimiques dans la plante. Les méthodes chimiques nécessaires sont de mise en œuvre simple et nécessitent un matériel réduit et des techniques simples et peuvent être réalisées sur le terrain, au lieu même de la récolte de la plante. Elles ont une valeur purement indicative. Les pionniers dans ce domaine ont été : Webb, pour l'étude des plantes australiennes en 1952 [40] puis celle des plantes de la Nouvelle-Guinée [41] ; Arthur, pour l'étude des plantes de Bornéo en 1954 [42] puis celle des plantes de Hong-Kong en 1960 [43] ; Kiang et Douglas (1957, 1961) pour l'étude des plantes de Malaisie [44, 45] ; Wall et al. (1954) pour l'étude des saponines stéroïdes [46] ; R. Paris pour l'étude des composés flavoniques et autres substances polyphénoliques [47].

En fonction de sa structure, chaque famille chimique a une sensibilité spécifique en présence d'un réactif donné. Le tableau ci-dessous présente les réactifs pour la détermination des différentes familles chimiques.

Famille chimique	Réactifs	Composition du réactif
Alcaloïdes	Draggendorff Mayer Bouchardat	Solution iodobismuthique Mercuri-iodo de potassium Solution d'iode
Flavonoïdes	Shinoda EtOH/HCl + Mg $FeCl_3$ 1% Neu NaOH 1%	EtOH 96%, HCl ½ + Hg EtOH/HI 1/1 + Mg + alcool isoamylique $FeCl_3$ 1% 2-aminoéthyl diphénylborinate NaOH 1/10
Stéroïdes/terpénoïdes	Liberman	Anhydride acétique puis acide sulfurique
Tannins	$FeCl_3$ Stiasny Gélatine salée 1% AcONa + $FeCl_3$	 HCl/formol
Quinones	Borntrager NaOH Brissemoret et Combes	 NH_4OH AcONi 5%

Nous avons utilisé les divers tests ainsi mis au point au fil des années par des phytochimistes pour la détermination préliminaire des différentes familles de composés chimiques présents dans nos plantes.

Test des flavonoïdes

Cinq à 10 grammes de matériel végétal frais (feuilles, écorces, racines…) coupé en morceaux sont mis à bouillir pendant cinq minutes dans 100 millilitres d'eau. Après refroidissement et filtration : prendre cinq millilitres du filtrat, y ajouter cinq millilitres d'alcool chlorhydrique, un demi gramme environ de copeaux de magnésium et quelques gouttes d'alcool isoamylique qui rassemble la coloration rose, orangée ou rouge-violacée produite lorsqu'il y'a des flavonoïdes (flavones, flavonols, flavanones).

Les flavonoïdes sont des dérivés de la flavone (squelette de base) et de divers substituants : l'hydroxyle (OH), le méthyle (Me), et surtout les glycosyles (essentiellement les oses comme le glucose) [48-50]. Ce sont des pigments polyphénoliques très répandus dans le règne végétal (localisés dans les fleurs, les feuilles, les racines et le bois)[51].

Voici les squelettes de base de quelques classes de flavonoïdes :

(Squelette de base des flavonoïdes)

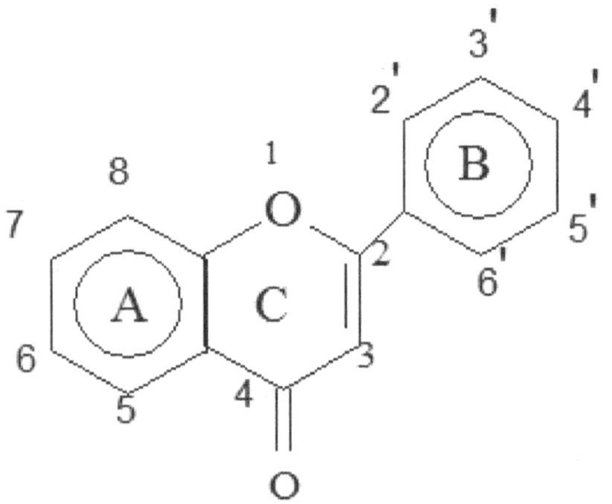

Squelette des flavones

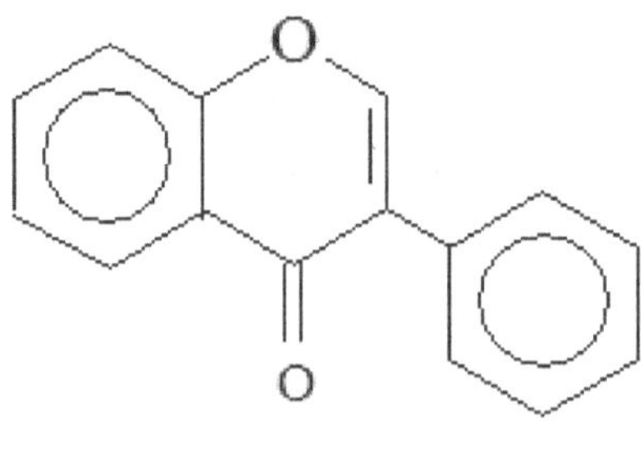

Squelette des isoflavones

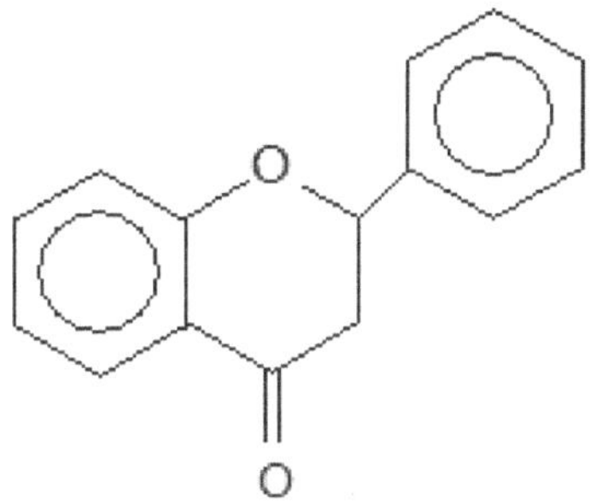

Squelette des flavanones

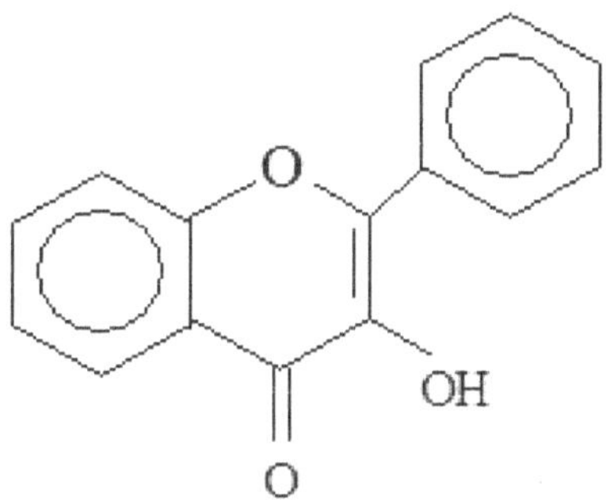

Squelette des flavonols

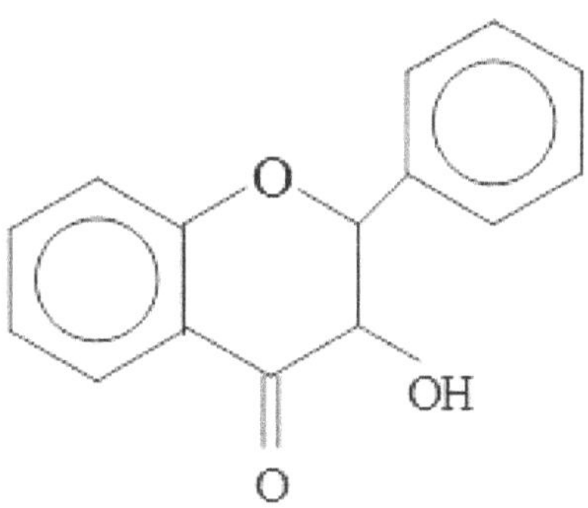

Squelette des dihydroflavonols

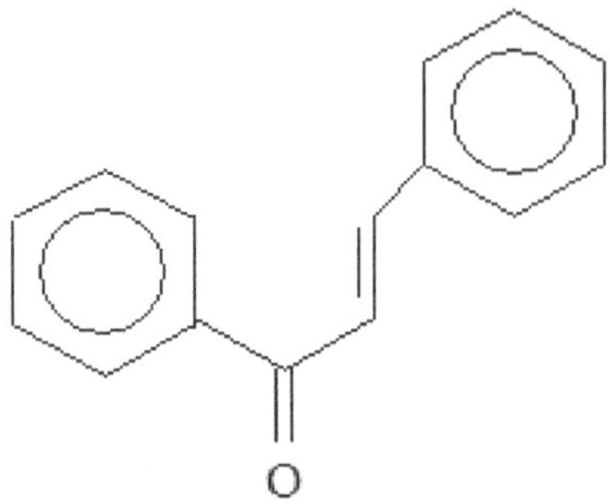

Squelette des chalcones

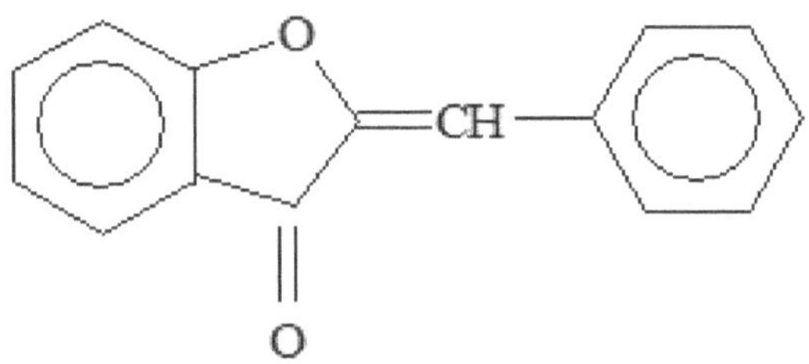

Squelette des aurones

Dans le règne végétal, il existe une grande variété de flavonoïdes résultant de deux types de substitution sur le squelette de base : la O-substitution (hydroxylation, O-méthylation, O-glycosylation) et la C-substitution (C-méthylation, C-isoprénylation, C-glycosylation). La variété des glycosyles et la combinaison de deux ou plusieurs substituants sur les squelettes de base contribuent à augmenter la complexité de ces dérivés.

On distingue des C-glycosylflavonoïdes [52-70], des O-glycosylflavonoïdes [71-74], des O-glycosyl C-glycosylflavonoïdes [75-76], des O-méthylflavonoïdes, des O-méthyl O-glycosylflavonoïdes, des O-méthyl C-méthyl C-glycosylflavonoïdes [77-80], des isoprénylflavonoïdes [81-82] etc. Nous donnons ci-dessous quelques exemples de flavonoïdes puisés dans la littérature spécialisée.

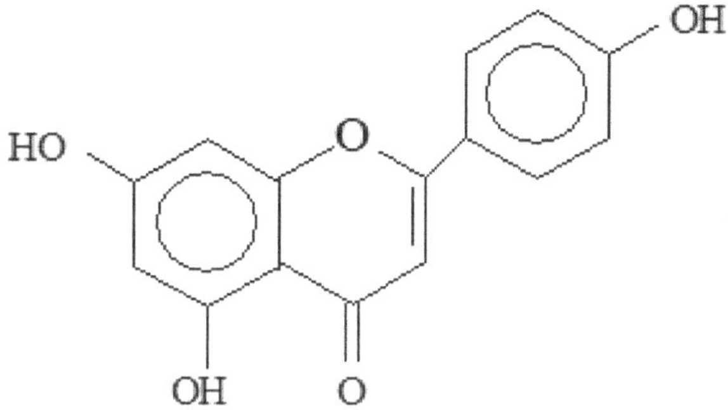

Flavone (apigénine)

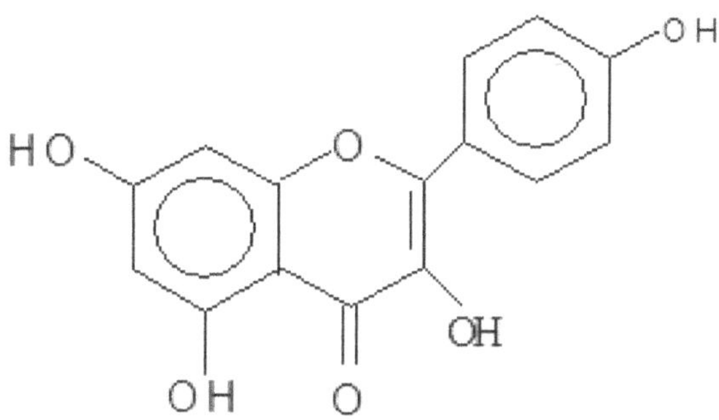

Hydroxy-3 flavone ou flavonol
(Kaempférol)

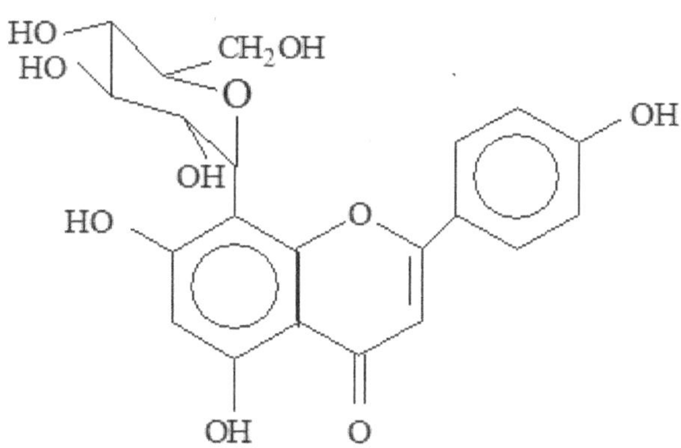

Vitexine

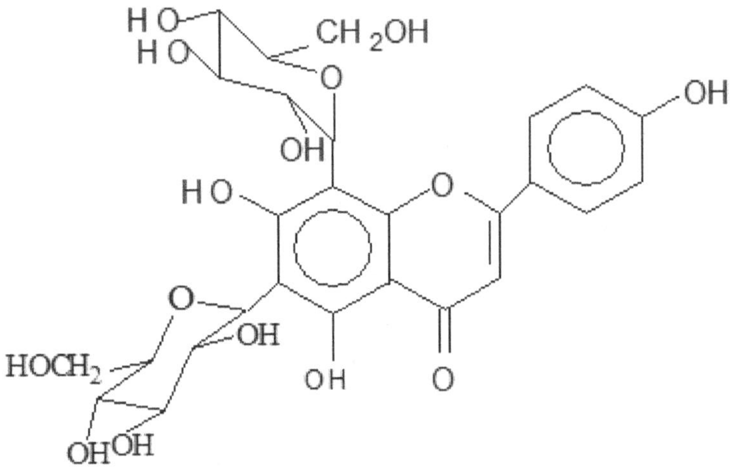

Vicenine

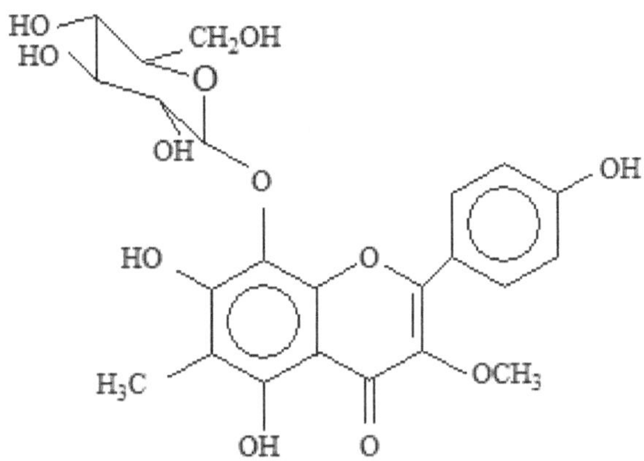

(O-glucosyl O-méthyl C-méthyl flavonoïde)

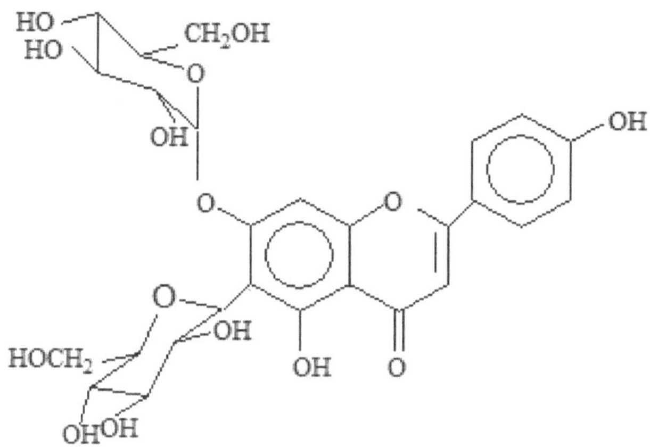

(O- glucosyl C-glucosyl apigénine)

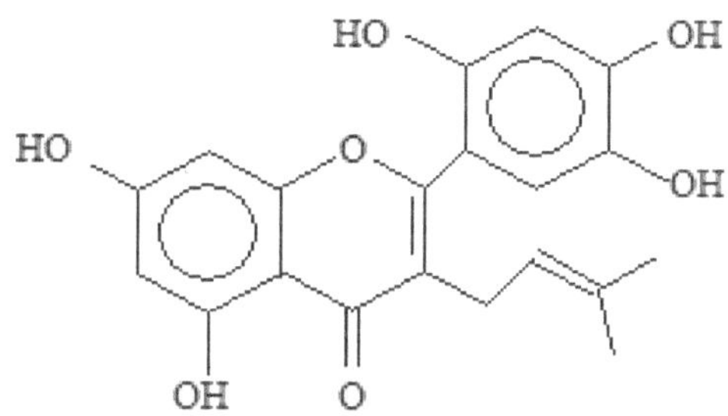

(Isoprénylflavonoïde)

Test des alcaloïdes

Cinq grammes de matériel végétal frais sont broyés au mortier avec du sable (ce qui permet de dilacérer les tissus et de libérer le contenu cellulaire). La pâte est reprise par 10 millilitres d'acide chlorhydrique au 1/10, puis filtrée après macération de quelques minutes. Les alcaloïdes sont recherchés sur des prises d'essai de un millilitre de filtrat, reparties dans des tubes à hémolyse, au moyen de cinq gouttes des réactifs de Mayer et de Draggendorff.

S'il n'y a ni louche, ni précipité, on peut conclure à l'absence d'alcaloïdes. Un précipité indique la présence éventuelle d'alcaloïdes

qu'il faudrait confirmer par une extraction en milieu alcalin ainsi qu'il suit :
Cinq à 10 grammes de matériel végétal, pulvérisés au mortier, sont humectés par un millilitre d'ammoniaque au 1/2, et placés dans une fiole conique. Y ajouter 30 millilitres du mélange éther/chloroforme (3:1, v/v) ; boucher et laisser macérer 24 heures, en agitant de temps en temps. Après filtration dans une ampoule à décanter, le solvant est épuisé à trois reprises par 105 et cinq millilitres d'acide chlorhydrique au 1/5. Les alcaloïdes sont recherchés dans les extraits acides au moyen des réactifs de Mayer et de Draggendorff comme précédemment. L'importance du précipité permet une appréciation grossière de la teneur en alcaloïdes de la plante.

Les alcaloïdes sont des composés azotés naturels isolés essentiellement des plantes. Les motifs de base constitutifs sont les hétérocycles azotés suivants : le pyrrole et l'indole; la pyridine, la quinoléine et l'isoquinoléine.

Motifs de base constitutifs des alcaloïdes

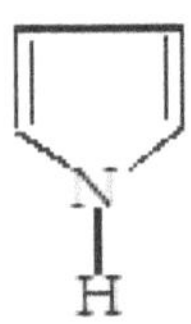

Pyrrole

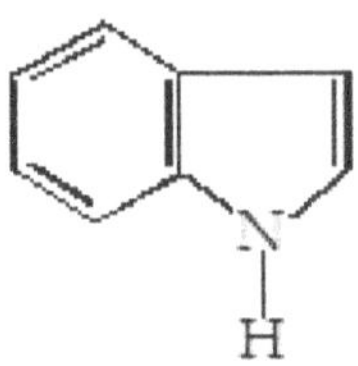

Indole

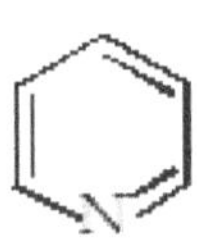

Pyridine

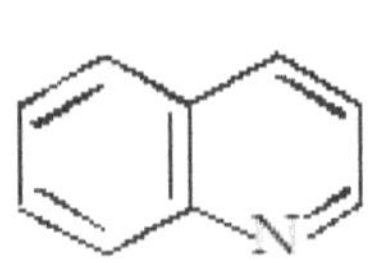

Quinoleïne

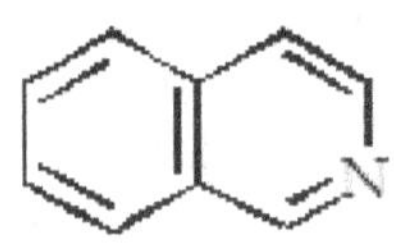

Isoquinoleïne

Le mot alcaloïde utilisé pour désigner ces composés fait allusion à leurs propriétés basiques caractéristiques semblables aux alcalis ; ces propriétés basiques sont dues au doublet électronique libre de l'azote constitutif de leurs molécules.
Voici quelques exemples d'alcaloïdes : nicotine, morphine et alcaloïdes apparentés, quinine, strychnine.

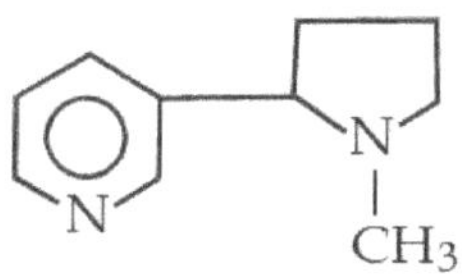

Nicotine

(Alcaloïde pyridinique)

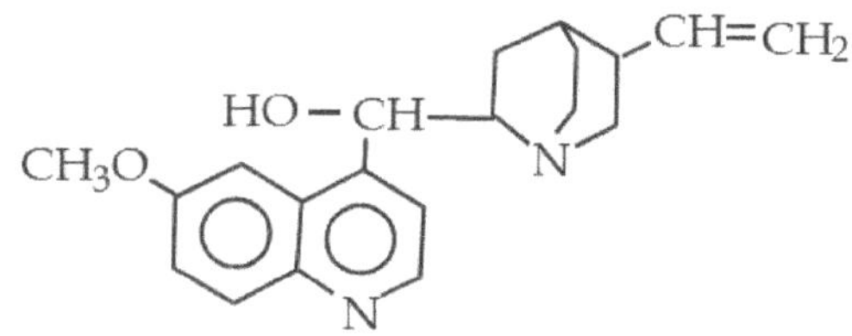

Quinine

(Alcaloïde quinoléïnique)

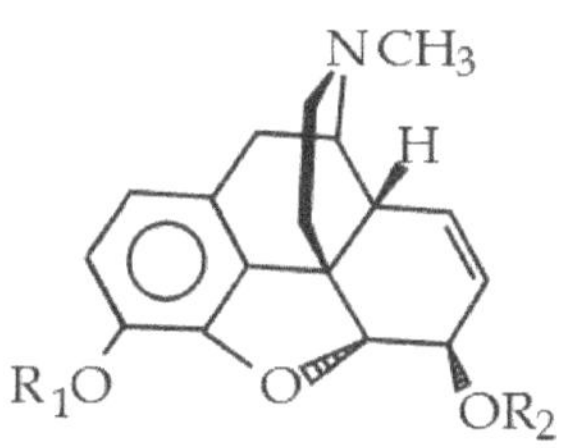

Morphine	$R_1 = R_2 = H$	
Heroïne	$R_1 = R_2 = COCH_3$	
Codéïne	$R_1 = CH_3$, $R_2 = H$	

(Alcaloïdes isoquinoléïniques)

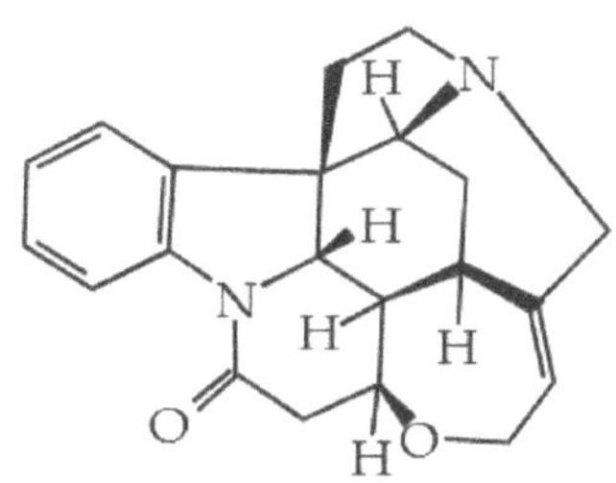

Strychnine

(Alcaloïde indolique)

La littérature spécialisée sur les alcaloïdes est très abondante. Le nombre de produits décrits, la diversité structurale et l'étendue de leurs activités pharmacologiques font des alcaloïdes l'un des plus importants groupes de produits naturels d'intérêt thérapeutique dont le nombre « est presque insondable » selon G. Richter [83]. Ici, nous voulons juste donner quelques références bibliographiques à titre illustratif. On peut d'abord signaler quelques revues, séries et manuels traitant des alcaloïdes de façon plus générale [84-93]. Au plan historique, on retient que le terme alcaloïde a été introduit par W. Meisner [94], au début du

XIXème siècle pour désigner des produits naturels réagissant comme des bases, en d'autres termes, comme des alcalis. On estime probable que Derosne est le premier à avoir isolé un alcaloïde d'une plante [95] (un mélange de narcotine et de morphine à partir de l'opium en 1803). En 1806, Serturner reconnaît la nature alcaline du principe actif somnifère de l'opium et lui donne le nom de morphine vers 1916 [96]. De 1817 à 1820, deux pharmaciens français, Pelletier et Caventou découvrent une impressionnante série d'alcaloïdes très actifs biologiquement : caféine, émétine, strychnine, quinine, cinchonine, coniine [97].

Au plan des études monographiques, nous pouvons citer quelques cas d'alcaloïdes indoliques : la sempervirine [98-101], la gelsémicine [102].

Test des tannins

Cinq grammes de matériel végétal frais sont mis à bouillir pendant cinq minutes dans 100 millilitres d'eau (décoction). A 15 millilitres de décocté froid, on ajoute quelques gouttes de solution de chlorure ferrique ($FeCl_3$) à un pour cent (1%) ou de gélatine salée (G.S.) à dix pour cent (10%).

La coloration ou un précipité avec le chlorure ferrique, un louche ou un précipité avec la gélatine salée, sont une indication de la présence de tannins dans la plante.

Test des quinones

Deux millilitres du décocté précédent sont alcalinisés par l'addition de quelques gouttes de lessive de soude. Une coloration allant du rouge au violet est une indication de la présence de quinones dans la plante.

Les quinones sont des dicétones aromatiques qui proviennent de l'oxydation de diphénols. On distingue :

- les benzoquinones (monocycliques) : les benzoquinones sont les plus stables des quinones ; on les trouve dans le règne végétal ;
- les naphtoquinones (bicycliques) : les p-naphtoquinones sont les seuls rencontrés chez les végétaux ;
- les anthraquinones (tricycliques) : les hydroxy

méthylanthraquinones sont les constituants de nombreux purgatifs (chrysophanol, emodol, …).

Voici quelques exemples de quinones:

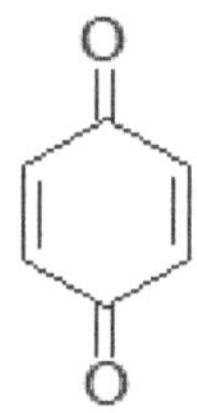

p. benzoquinone

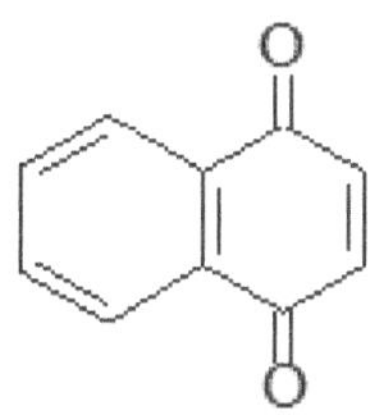

p. naphtoquinone

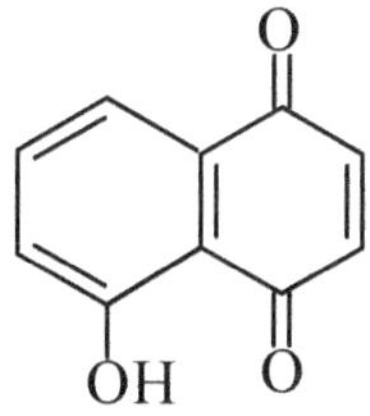

Juglone

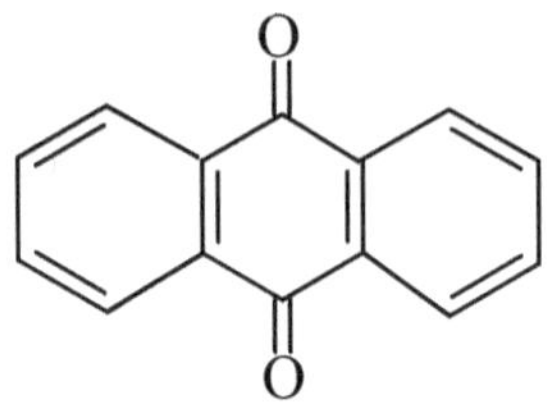

Anthraquinone

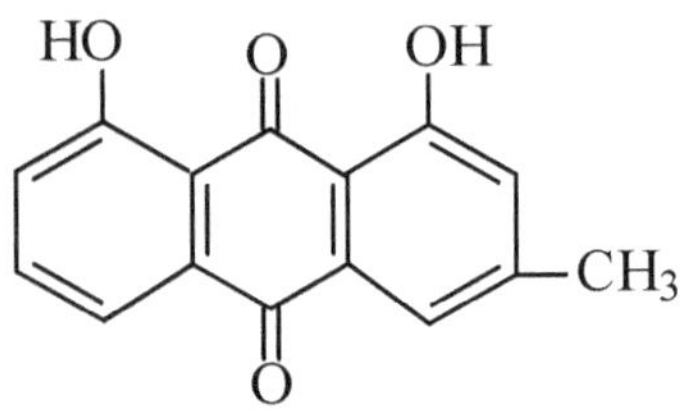

Chrysophanol

Test des stérols et terpènes/terpènoïdes

Un gramme de matériel broyé est mis à macérer en flacon bouché avec 20 millilitres d'éther pendant vingt-quatre heures. Quelques gouttes du macéré sont évaporées sur un verre de montre. Le résidu est dissout dans deux gouttes d'anhydride acétique. L'addition d'une goutte d'acide sulfurique pur développe, en présence de stérols ou de terpènes, une coloration mauve, virant au violet. Les plantes à tests aux terpènes/terpènoïdes positifs peuvent renfermer des huiles essentielles.

b. Terpènes

Les terpènes et autres terpènoides sont les constituants odoriférants des plantes dont on sait depuis longtemps les extraire sous forme « d'huiles essentielles » par chauffage modéré de la matière végétale et par entraînement à la vapeur. Les hydrocarbures terpèniques peuvent être acycliques ou cycliques. On distingue également de nombreux composés terpéniques fonctionnels : alcools, aldéhydes, cétones...etc. La nomenclature de ces composés a pour base une « unité terpénique » à 10 atomes de carbone C_{10}, combinaison de deux motifs isoprèniques et se décline ainsi qu'il suit:

- monoterpènes (C_{10}) : constitués de deux motifs d'isoprène ;
- diterpènes (C_{20}) : constitués de quatre motifs d'isoprène ;
- triterpènes (C_{30}) : constitués de six motifs d'isoprène ;
- tetraterpènes (C_{40}) : constitués de huit motifs d'isoprène ;

On fait aussi usage d'une demi-unité terpènique et l'on a par exemple:

- sesquiterpènes (C_{15}) : constitués d'une unité terpènique et demie, c.a.d de trois motifs d'isoprène.

Structure: « Règle isoprénique ».

Tous les composés terpéniques sont assimilables à des polymères de l'isoprène. En d'autres termes, il est toujours possible de « découper » la formule développée plane d'un terpène en motifs isoprène.

Isoprène :(C_5H_8) $$CH_2=\underset{\displaystyle CH_3}{\underset{|}{C}}-CH=CH_2$$

La planche ci-dessous donne quelques exemples de terpènes.

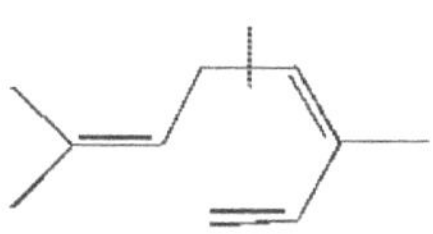
Ocimène
(basilic)

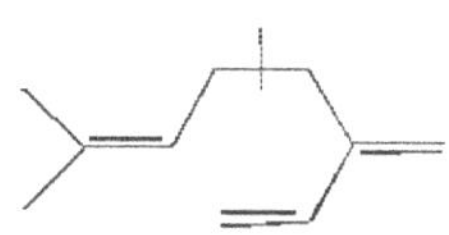
Myrcène
(laurier)

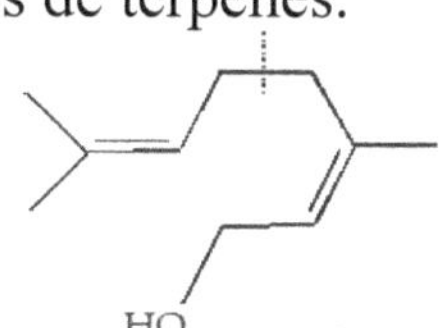

Nérol
(Géranium)

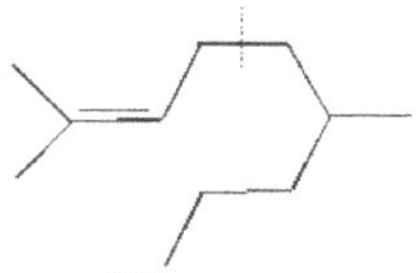

Citronellol
(rose)

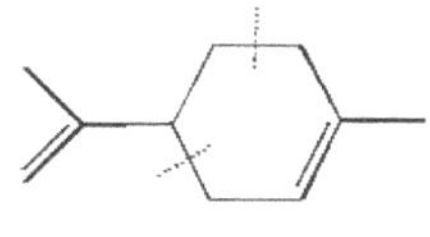
Limonène
(citron, pin, menthe)

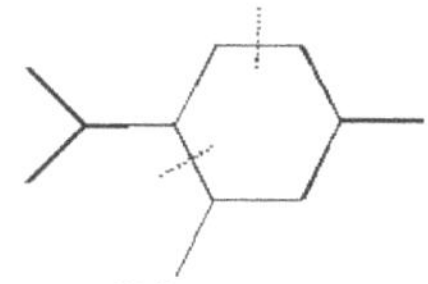

Menthol
(Menthe)

- Monoterpènes (2 motifs isoprène) :

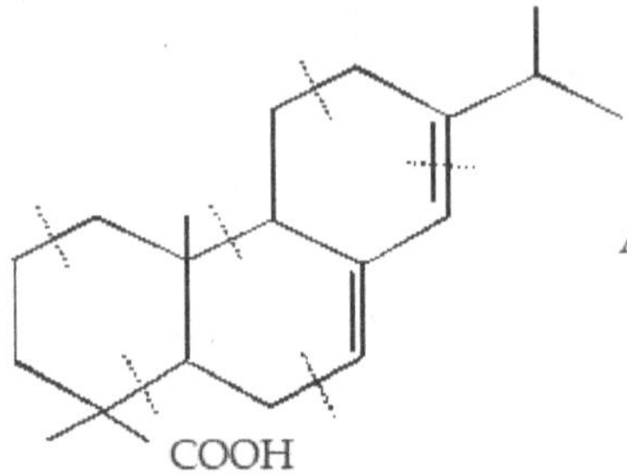

Acide abiétique (colophane)

- Diterpènes (4 motifs isoprène)

En pointillé (….), nous avons simulé un découpage de chaque terpène en motifs isoprène.

c. Stéroïdes

Les stéroïdes existent chez tous les êtres vivants, végétaux et animaux, mais il convient de signaler que les plus importants d'entre eux sont d'origine animale où certains jouent un rôle biologique essentiel (cas du cholestérol ou des hormones sexuelles mâles et femelles : testostérone, androstérone, progestérone, oestrone et oestradiol).

Le trait structural commun de ces substances est la présence d'un squelette tetracyclique, le « cyclopentanoperhydrophénanthrène ». Les quatre cycles sont conventionnellement désignés A, B, C et D.

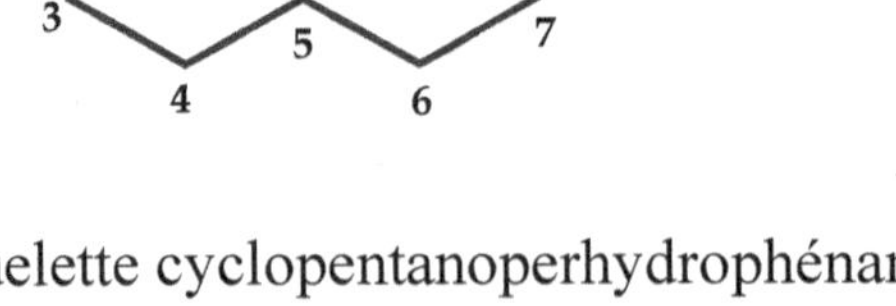

Squelette cyclopentanoperhydrophénanthrène

La numérotation conventionnelle des sommets est celle qui est donnée sur le schéma. Le sommet 3 est souvent hydroxylé tandis que les sommets 10 et 13 portent habituellement un méthyle. On note également la présence d'une chaîne latérale plus ou moins longue sur le sommet 17.

Voici un exemple de stéroïde végétal, le stigmastérol :

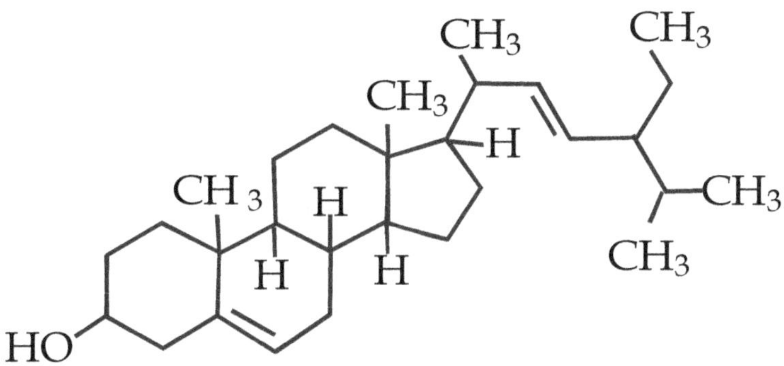

Test des saponines

15 millilitres de décoction à 10% sont placés dans un tube à essai de 16 millimètres de diamètre et de 160 millimètres de hauteur. La lecture est effectuée après agitation horizontale pendant 10 secondes et repos pendant 10 minutes. Les résultats sont exprimés en fonction de la hauteur de la mousse obtenue, donnée en centimètres.

Les saponines ou plutôt les saponosides constituent un vaste groupe de glycosides dont l'aglycone est soit un stéroïde soit un triterpène [103, 104]. Les sapogénines stéroïdiques sont souvent hexacycliques et les triterpènoïdiques sont plutôt pentacycliques. Les saponosides sont solubles dans l'eau et donnent une solution moussante persistante et ont été pour cette raison, utilisés comme savon depuis des temps anciens [105, 106]. Ils présentent beaucoup d'autres propriétés pharmacologiques [107-109]: hémolytiques, antivirales, etc. Ils sont utilisés en synthèse dans l'industrie pharmaceutique [110]. Les oses entrant dans la structure des saponines sont très variés: D-glucose, D-galactose, L-arabinose, L-rhamnose, D-xylose, D-fructose… etc.

Nous donnons ci-après deux exemples d'aglycones stéroïdiques et un autre d'aglycones triterpènoïdiques.

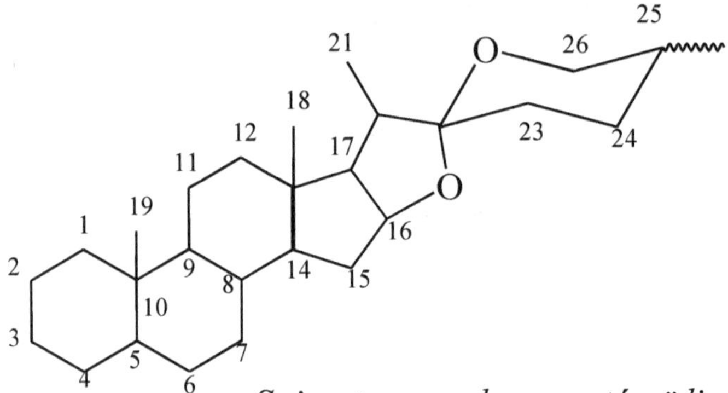

Spirostane: aglycone stéroïdique

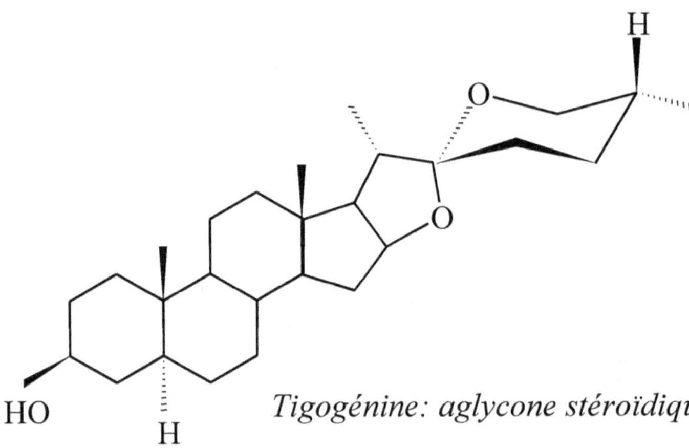

Tigogénine: aglycone stéroïdique

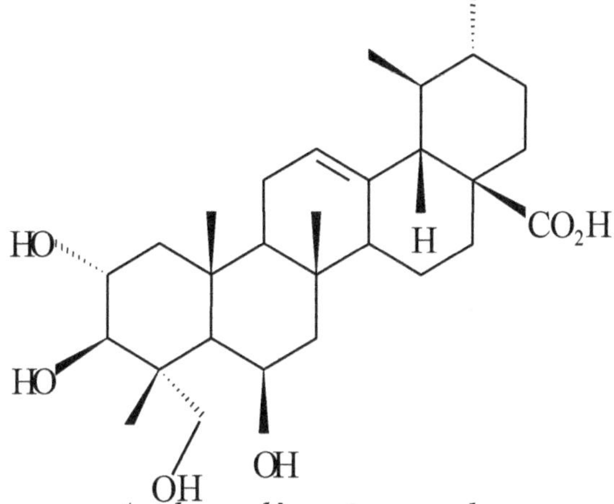

Acide madécassique: aglycone triterpénoïdique

Les substitutions des oses s'effectuent souvent sur le carbone n°3 de l'aglycone. On observe soit une C-glycosylation, soit une O-glycosylation.

d. Résultats du screening chimique

Nous donnons dans le tableau I suivant les résultats des tests réalisés sur quelques plantes prioritaires.

Tableau I : Résultats des tests du screening chimique de quelques plantes prioritaires

N°	Plantes	Alcaloïdes	Flavonoïdes	Tannins	Saponines	Quinones	Stéroïdes Terpènoï-des
1	*Lophira alata*	-	-	+	-	-	+
2	*Klaine doxa gabo nensis*	+	-	+	-	+	+ -
3	*Daniellia pynaertii*	-	-	+	-	-	-
4	*Saco glottis gabo nensis*	+	-	+	+	-	+
5	*Carapa procera var palustre*	+	+	-	+	-	-
6	*Carapa procera*	+	+	-	+	-	-
7	*Tetror chidium didymoste mon*	-	-	-	+	-	-
8	*Alstonia boonei*	+	-	-	-	-	+
9	*Ongokea gore*	+	+	-	-	-	-
10	*Syzygium sp*	-	+	+	-	-	-
11	*Berlinia grandi flora*	-	-	+	+	-	+
12	*Ficus congoensis*	+	+	+	-	-	-
13	*Piptade niastrum africanum*	-	-	+	+	-	-

2. Etude chimique de *Klainedoxa gabonensis* Pierre ex Engl.

Nous avons isolé le gallate de méthyle de *Klainedoxa gabonensis* Pierre ex Engl. Il s'agit d'un tannin simple dont l'hydrolyse conduit à l'acide gallique, squelette de base des tannins en général. Nous avons par conséquent jugé utile de donner quelques généralités sur les plantes à gallates. Ceci nous permet de vérifier si des gallates ont été auparavant extraits ou isolés de cette plante ou d'autres plantes. Dans la même logique, nous avons jugé utile de donner quelques généralités sur les tannins. Le travail de chimie effectué sur la plante sera exposé après ces généralités.

1. Aperçu bibliographique sur les plantes à gallates

Nous avons recensé plusieurs études antérieures relatives au gallate de méthyle, qui est le squelette de base des tannins galliques. Il s'agit, en plus des propriétés pharmacologiques et autres, de vérifier si cette famille de produits a déjà été isolée de notre plante d'étude, le *Klainedoxa gabonensis* Pierre ex Engl.

- Le gallate de méthyle a été préparé pour la première fois par W. Wall [111] en 1988 par estérification de l'acide gallique. Il a été trouvé par ailleurs dans les fruits de *Caesalpinia brevifolia* [112] et dans les feuilles de *Koelenteria paniculata* [113]. L'activité bactéricide du gallate de méthyle a été par ailleurs signalée [114]. C'est pour la première fois qu'il est identifié de façon précise par les méthodes physicochimiques modernes (la spectrométrie de masse SM, la résonance magnétique nucléaire RMN du proton et celle du carbone 13). En spectrométrie de masse, nous avons observé la fragmentation du composé triacétylé du gallate de méthyle, fragmentation classique, conforme à celle des acétates de benzyle et de phényle [115].

La bibliographie plus récente nous a montré plusieurs travaux sur les plantes à gallates et nous donnons ci-après quelques références.

- En 1988, Parveen N. et al. ont isolé des feuilles du *Acer on lougun,* l'éthyl Brevifolin carboxylate et aussi d'autres constituants [116].

- Su et al. ont isolé des tannins antioxydants d'*Osbeckia chinensis* [117].
- Cooper et al. ont réalisé la synthèse et la caractérisation à l'aide des rayons X de la structure d'un complexe de monocarboxyle contenant des ligands asymétriques de *pyrazolylgallate* tridentale [118].
- En 1984, Namwar et coll. ont extrait des feuilles du *Tamarix Nlotica* des constituants polyphénoliques dont le digalloglucose [119].
- Tanaka et al. ont isolé et caractérisé six gallates de méthyle et de glucosyle et un gallate de glucosyle à partir de *Sanguisorba officinalis* L [120].
- Nonaka et al. ont obtenu du thé vert, une nouvelle classe de gallates des flavan-3ol qu'ils ont nommés « Theasinensins A et B » et un autre composé, le gallate de proanthocyanidine [121].
- En 2002 Nauven P. et al. réussissent à faire une facile multi-fonctionnalisation du gallate de méthyle en faisant pivoter les synthons [122].
- En 2001 Kohri Toshiyuki et al. ont réalisé une synthèse du gallate de [4-3H] –épigallocatechine [123].
- En 2000, Kawase M. et al. ont isolé du thé frais le (-)-gallate d'épigallocatechine-3 (3"-O-méthyle) et les résultats préliminaires d'activité biologique montrent qu'il avait une activité anti-oxydante [124].

De cette revue bibliographique, il ressort qu'aucun autre scientifique n'a isolé de gallates à partir du Klainedoxa gabonensis Pierre ex Engl. Nous ajoutons ainsi par le résultat de nos travaux, le klainedoxa gabonensis Pierre ex Engl. sur la liste des plantes à gallates, en définitive, sur la liste des plantes à tannins.

2. Quelques généralités sur les tannins

Les tannins sont les dérivés de l'acide gallique et de divers substituants dont surtout les oses, le glucose essentiellement. Ce sont donc des composés phénoliques, présents dans les tissus végétaux, souvent sous forme de polymères ayant des structures plus ou moins complexes.

D'après la littérature, c'est Seguin [125] qui a utilisé le premier, en 1796, le mot «tanin» ou « tannin » pour désigner le constituant chimique de la noix de galle qui est capable de transformer la peau fraîche en cuir imputrescible et peu perméable ; la fabrication du cuir était connue auparavant, mais elle était attribuée à un processus physique, ne faisant pas intervenir de substances chimiques définies. Seguin a été suivi par White [126] bien des années plus tard.

Par la suite, la nature phénolique (oxydation par le permanganate à froid, coloration par les sels de fer) des agents tannants utilisés dans l'industrie a été démontrée. Dans de très nombreux tissus végétaux, des constituants possédant ces mêmes propriétés ont été identifiés ; par analogie, ils ont été désignés sous le nom de «tanin» ou « tannoïde » (qui signifie analogues aux tannins), bien que leur aptitude au tannage n'ait pas été testée. Ainsi, la définition des tannins a été élargie et on englobe souvent dans cette dénomination, tous les produits qui donnent les réactions générales des phénols, c'est-à-dire essentiellement se colorent en noir ou en vert en présence de sels de fer.

Avec cette définition, certains auteurs ont été conduits à inclure parmi les tannins, des composés, comme l'acide chlorogénique ou les catéchines, qui en dehors de leurs fonctions phénols, n'ont pas les caractères des tannins (aptitude au tannage des peaux). Il apparaît clairement aujourd'hui qu'une telle définition est beaucoup trop large et ne peut pas être retenue.

Il n'est cependant pas possible, aussi bien pour les botanistes que pour les spécialistes des problèmes agricoles et plus particulièrement de la technologie des produits végétaux, de définir les tannins en fonction de leur aptitude au tannage des peaux. Il est donc nécessaire, pour dégager une définition correcte, de considérer quels sont les caractères chimiques et physicochimiques essentiels des tannins qui sont à l'origine de leurs propriétés.

On peut dire que les principales propriétés des tannins sont liées à leur aptitude à se combiner aux protéines et à d'autres polymères tels que la cellulose ou les pectines. Ceci est valable dans le cas du tannage qui consiste en la formation d'une combinaison des tannins avec le collagène de la peau, combinaison qui constitue le cuir ; ceci est également valable pour les autres propriétés des tannins, par exemple l'inhibition des enzymes par suite de la combinaison de leur fraction protéique. Egalement l'astringence des produits végétaux [127] est due à une précipitation, sous l'influence des tannins, des protéines et des glycoprotéines de la salive, qui perd ainsi ses propriétés lubrifiantes.

D'après Swain [128], la formation de ces combinaisons est due à l'établissement de trois types de liaisons :

a) Les liaisons hydrogènes entre les hydroxyles phénoliques des tannins et différents électrodonneurs (-NH-, - CO-, - OH) des protéines ou d'autres polymères.
b) Les liaisons ioniques entre des groupements anioniques, constitués par certains cycles benzéniques des tannins et des groupes cationiques des protéines.
c) Les liaisons covalentes, provenant de la réaction des fonctions quinones, qui peuvent exister dans la structure des tannins ou apparaître lors de leur oxydation, sur certains groupes actifs des protéines ou d'autres polymères. Les liaisons de ce troisième groupe sont importantes, car ce sont elles qui donnent à la combinaison tannin-protéine (ou tannin-polymère) sa stabilité.

Pour que cette stabilité soit grande, il faut que la molécule de tannin soit de grande taille, qu'elle possède un nombre suffisant de groupements phénoliques pour donner un enchaînement par liaisons transversales en plusieurs points d'une même ou de plusieurs chaînes protéiques. D'un autre côté, si la molécule de tannin est trop volumineuse, elle ne peut pas s'approcher suffisamment des sites actifs de la protéine et les combinaisons deviennent moins énergiques.

Ainsi donc, en 1962, Swain et Bate-Smith [129] proposèrent une définition un peu plus correcte des tannins : « Sont appelées tannins, toutes les substances naturelles qui ont des propriétés physiques et chimiques voisines de celles des substances qui sont aptes à la préparation du cuir. Ceci signifie que ces substances doivent être des composés phénoliques solubles dans l'eau, avoir des poids moléculaires compris entre 500 et 3000 et donner les réactions classiques des phénols ; en outre, elles doivent avoir certaines propriétés spéciales, telles que l'aptitude à la précipitation des alcaloïdes, de la gélatine et des autres protéines ». Ces auteurs ajoutent : « Il est évident qu'une telle définition comprend des molécules qui ne sont pas des tannins dans le sens commercial, c'est-à-dire qu'elles n'ont pas d'importance économique dans le tannage des peaux, mais elle exclut un grand nombre de substances qui n'ont en commun avec les tannins que la capacité de réduire le permanganate et de donner une réaction colorée avec les sels de fer ».

En chimie, les tannins sont classés en deux catégories : les tannins hydrolysables et les tannins condensés.

Tannins hydrolysables

Les tannins hydrolysables sont constitués par une molécule glucidique sur laquelle est estérifié de l'acide gallique ou un de ses dérivés (d'où le nom de tannins galliques ou pyrogalliques qu'on leur donne quelquefois) ; ils sont facilement hydrolysés par voie chimique ou enzymatique. L'hydrolyse acide, alcaline ou enzymatique est relativement facile et une hydrolyse partielle peut se produire spontanément pendant les opérations d'extraction ou de purification. Ces tannins se différencient en tannins galliques (ou gallotannins) qui donnent uniquement de l'acide gallique par hydrolyse et en tannins ellagiques (ou ellagitannins), les plus nombreux, qui, dans les mêmes conditions, donnent, à côté de l'acide gallique, différents dérivés de l'acide gallique, parmi lesquels l'acide ellagique est le plus important. Nous donnons ci-après les structures respectives de l'acide gallique et de l'acide ellagique.

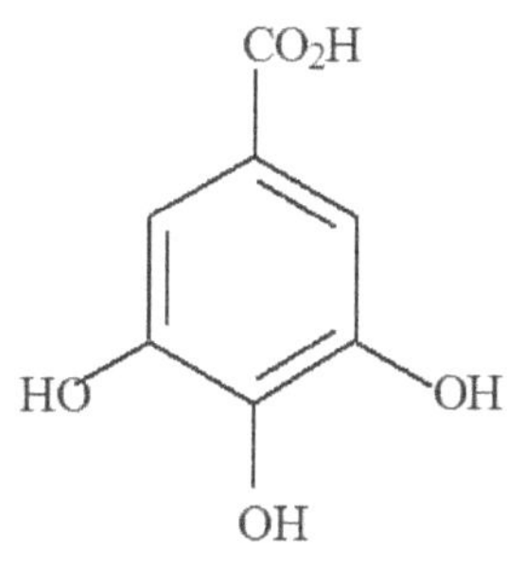

Acide gallique

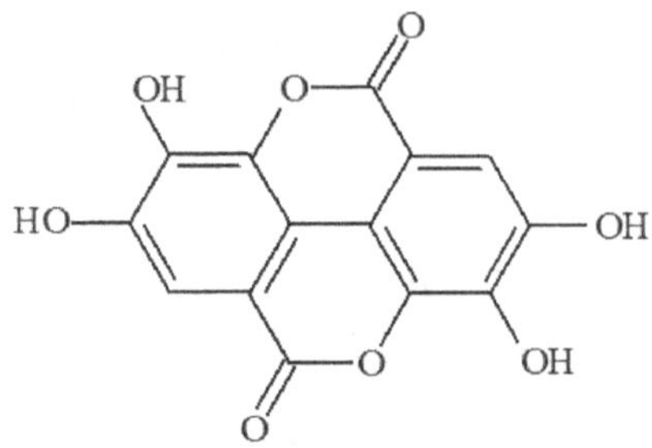

Acide ellagique

Gallotannins

Nous donnons ci-après deux molécules de gallotannins, l'acide m-digallique et le trigalloyl-1, 3, 6 glucose.

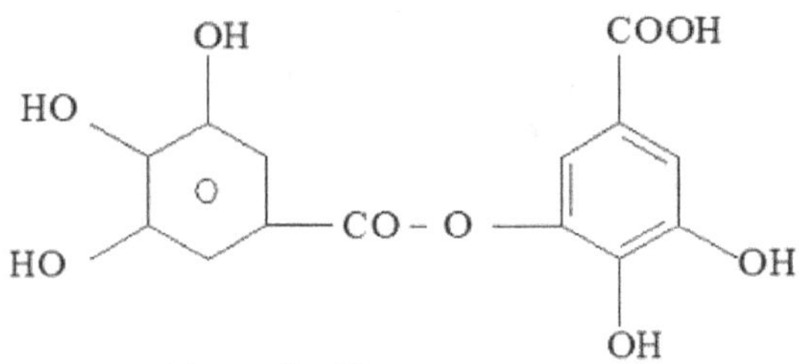

Acide m-digallique

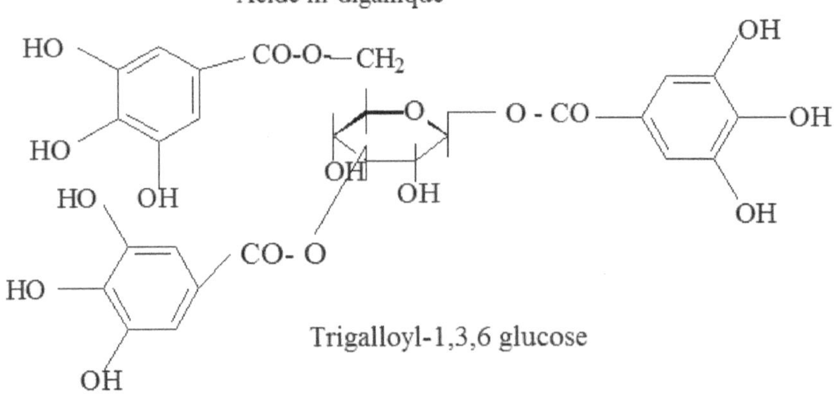

Trigalloyl-1,3,6 glucose

Ellagitannins

Ce type de tannins hydrolysables est actuellement mieux connu que le précédent. Les produits de cette famille sont caractérisés par le fait qu'ils donnent par hydrolyse acide, à côté de l'acide gallique, des dérivés de cet acide. Ceux-ci ne sont pas simplement combinés au glucose dans la molécule de tannin, mais ils sont formés, pendant l'hydrolyse, par rupture puis reformation de certaines liaisons.

Les ellagitannins les mieux connus sont l'acide chébulagique et l'acide chébulinique. Les deux acides ont la même formule, mais se différencient par les produits de leur hydrolyse. L'hydrolyse de l'acide chébulagique donne : le glucose, l'acide gallique, l'acide ellagique et l'acide chébulique. Celle de l'acide chébulinique donne une molécule de sucre, trois molécules d'acide gallique et une molécule d'acide chébulique.

Tannins condensés

Les tannins condensés résultent de la polymérisation de molécules élémentaires de flavanes (catéchines ou leucoanthocyanidines). Ils sont désignés aussi sous le nom de « tannins catéchines » et résistent à l'hydrolyse. Bien que ces tannins soient plus importants que les tannins hydrolysables, leur connaissance est beaucoup moins avancée ; de nombreux éléments de leur structure restent à élucider.

a. Analyse chimique des extraits organiques du *Klainedoxa gabonensis* Pierre ex Engl.

Klainedoxa gabonensis Pierre ex Engl. appartient à la famille des Irvingiaceae et se distingue des autres espèces de la même famille par la longueur de sa stipule terminale qui avoisine un et demi à six centimètres. Nous donnons ci-après quelques images de cet arbre.

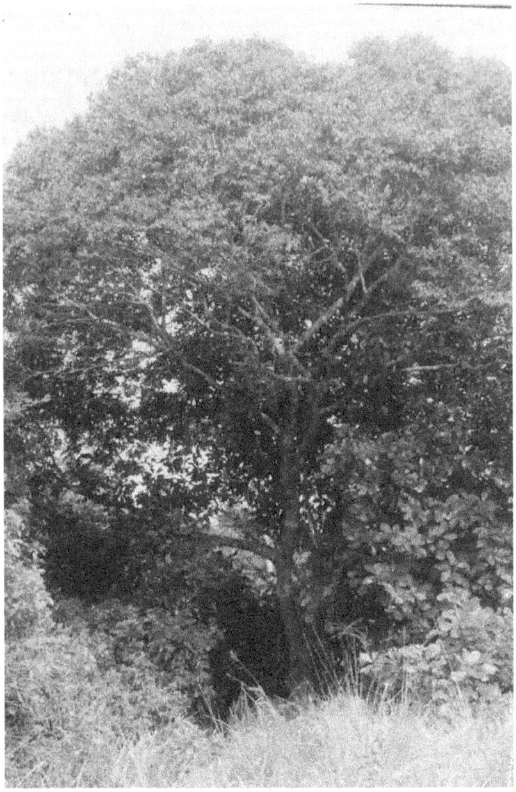

Klainedoxa gabonensis Pierre ex Engl. : plante entière (Image prise dans une forêt de Bokouelé, février 2004).

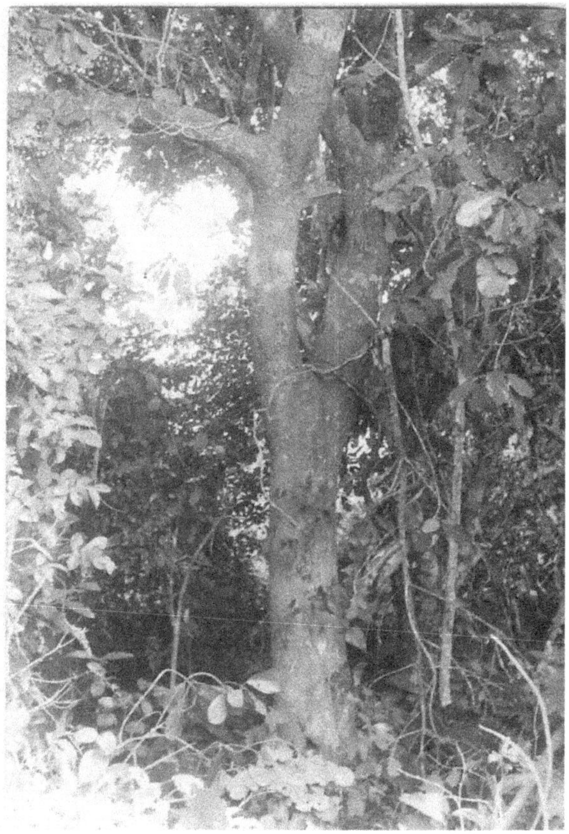

Klainedoxa gabonensis Pierre ex Engl. : tronc et branches (Image prise dans une forêt de Bokouelé, février 2004).

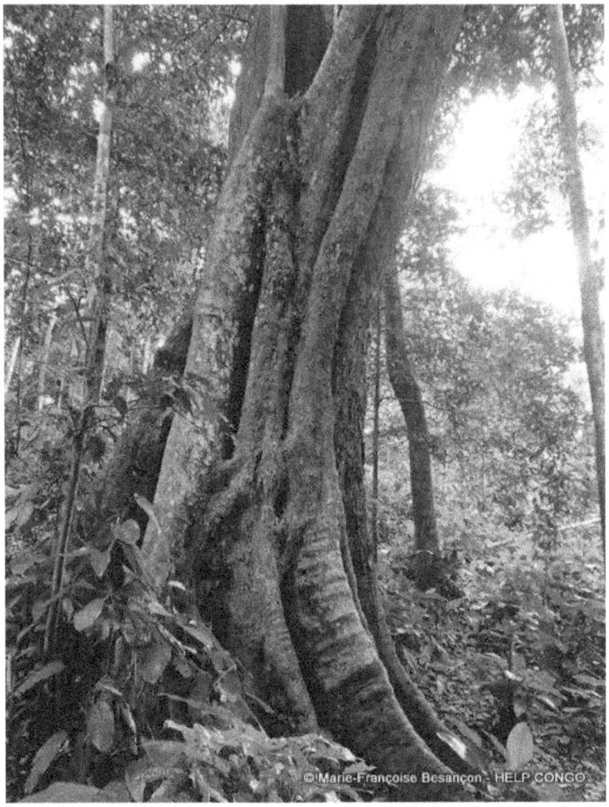

Klainedoxa gabonensis Pierre ex Engl. : base du tronc (Écorces utilisées pour les décoctions).

http://www.google.fr/imgres?imgurl=http%3A%2F%2Fwww.help-congo-.

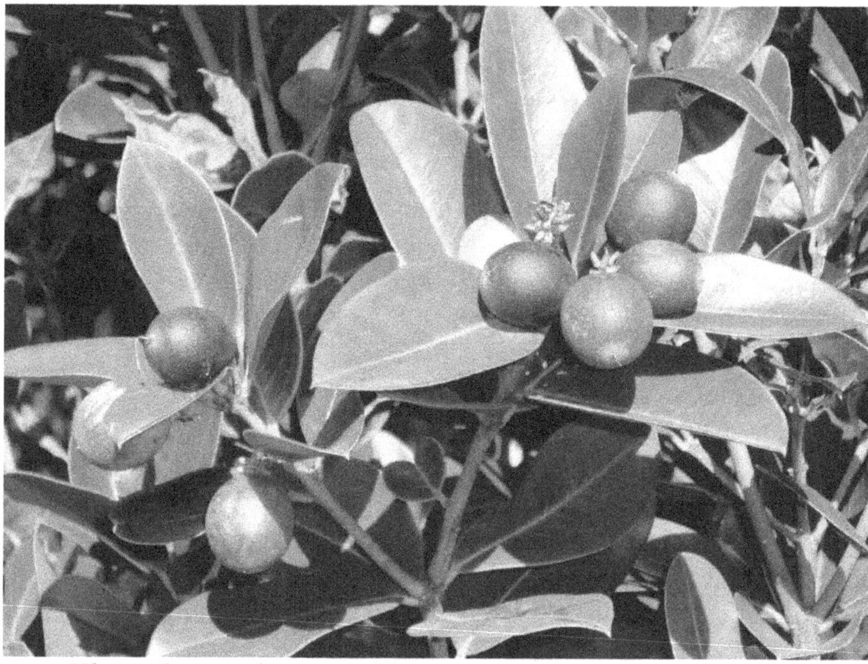

Klainedoxa gabonensis Pierre ex Engl. : rameau fructifère

http://www.google.fr/imgres?imgurl=http%3A%2F%2Fupload.wikimedia.org%2Fwikipedia%2Fcommons%2Fd%2Fd1%2FAcokanthera_oppositifolia%2C_vrugte%2C_Ou_Fort%2C_Durban.jpg&imgrefurl=

Dans le cadre du traitement des dermatoses de type «mwandza», les écorces entrent dans la composition de nombreux protocoles de soins suivant les signes cliniques présentés par le malade à traiter. Il n'existe à notre connaissance aucune donnée relative à la pharmacopée et à la chimie de cette plante. Dans l'un de nos articles [12], nous mettions en évidence le pouvoir antibactérien, l'activité antibiotique des extraits de la plante sur *Pseudomonas* aeruginosa, *Proteus* vulgaris, *Staphylococcus* aureus, et une activité antitumorale avec un fort taux d'inhibition de 77,0% sur des cellules cancéreuses humaines (lignée KB) pour l'extrait aqueux et de 97% pour l'extrait à l'éther diéthylique. Un screening chimique selon des méthodes classiques à partir d'écorces de tronc a montré que les alcaloïdes, les tannins, les quinones, les stéroïdes/terpénoïdes étaient les principales familles chimiques présentes dans la plante.

Le cancer représente un problème majeur de santé publique dans le monde. Il constitue en France par exemple, la première cause de mortalité chez les hommes et la deuxième chez les femmes, après les maladies cardiovasculaires. Malgré l'avènement récent de différents types d'agents cytostatiques, les cytotoxiques demeurent la base irremplaçable du traitement chimiothérapeutique des cancers. La découverte d'un nouvel agent anticancéreux cytotoxique présente donc un intérêt majeur, surtout lorsqu'il agit par un mécanisme différent de celui des composés déjà introduits en thérapeutique.

La très forte activité antitumorale des extraits de *Klainedoxa gabonensis* Pierre ex Engl. sur les cellules cancéreuses humaines (lignée KB) constitue à notre humble avis un résultat de grande importance. Ayant opté pour une recherche chimique bioguidée, nous estimons que des travaux plus approfondis devraient être poursuivis pour l'isolement du principe actif responsable de cette activité antitumorale. Le relais devrait être pris par la suite par d'autres spécialités scientifiques (pharmacodynamie, toxicologie, tests cliniques etc.) pour vérifier si l'on est sur la voie d'une molécule de grande efficacité pour le traitement des cancers humains.

Est-ce, la présence de l'activité antitumorale dans les extraits et dans les recettes contenant le *Klainedoxa gabonensis* Pierre ex Engl. qui justifie l'utilisation de cette plante par tous les dix tradipraticiens de notre échantillon dans leurs différents protocoles de soins du traitement des dermatoses « mwandza » ? On ne saurait répondre avec certitude à une telle interrogation. On peut simplement constater et reconnaître que le savoir traditionnel ou ancestral, assis sur un empirisme séculaire ou millénaire, n'est pas aussi hasardeux et dénué de toute logique qu'on pourrait le penser. Il y a comme bien quelque chose qui guide nos tradipraticiens !

Pour revenir à l'étude chimique de *Klainedoxa gabonensis* Pierre ex Engl., nous avons procédé ainsi qu'il suit :

Isolement d'un composé pur

Extraction n°1 (Soxhlet) :
400 grammes de poudre d'écorces séchées sont soumis à l'extraction au soxhlet, dans 500 millilitres d'éther diéthylique, pendant deux heures douze minutes. L'extrait est évaporé à l'évaporateur rotatif (rotavapor), puis repris par du méthanol. Il se forme un précipité que l'on sépare par filtration. On obtient :

* un précipité de 60 milligrammes ;
* un filtrat de 890 milligrammes.

Extraction n° 2 (soxhlet):
On pèse 400 grammes de poudre d'écorces séchées que l'on soumet à l'extraction au soxhlet, dans le méthanol, pendant six heures. L'extrait est évaporé à l'évaporateur rotatif (rotavavapor); on obtient un extrait brut de 36,88 grammes. Cet extrait brut est traité par cinq pour cent (5%) d'acide chlorhydrique puis filtré. On obtient un résidu numéroté un que l'on dissout dans le mélange gélatine/eau cinq pour cent (5% ; pH:5) ; on filtre à nouveau. On obtient un second résidu numéroté deux que l'on dissout cette fois dans un mélange acétone/eau (1/1, v/v); on l'extrait ensuite au dichlorométhane. La phase organique est concentrée à sec. On obtient un gramme et 828 milligrammes (1,828 g) d'un composé pur, soit 4.96% de rendement.

Le fractionnement de l'extrait est schematisé ainsi qu'il suit :

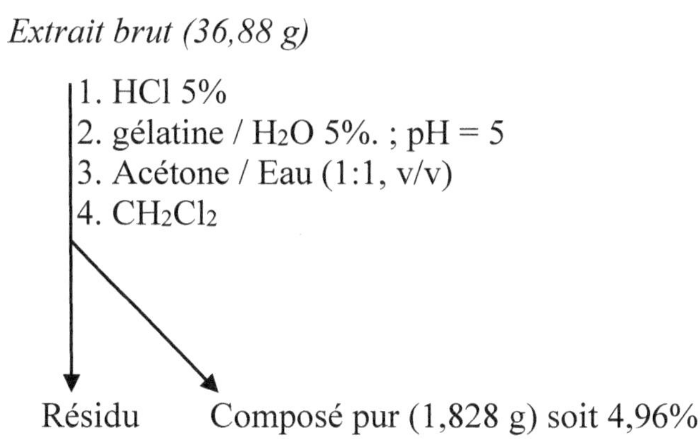

Détermination de la structure du composé isolé

Nous avons mis en œuvre des techniques actuelles de détermination de structures, dont :

* Microanalyse
* Spectrométrie de masse
* Résonance magnétique nucléaire du proton
* Résonance magnétique nucléaire du carbone 13.

Microanalyse

Éléments	**C**	**H**	**O**
Calculé % pour $C_8H_8O_5$	52,17	4,36	41,38
Mesuré%	53,36	4,73	41,00

Spectrométrie de masse

m/e = 184 $(M)^+$; m/e = 153 (M-31 cad : M - CH_3O) = M'; m/e = 125 (M-59 cad: M - CO_2H) ou M' - 28 (M'-CO) = M ».

Résonance magnétique nucléaire ^1H

(CD_3OD, TMS, 60 Mhz) δ ppm

δ ppm	^1H
3,4	3H, s, $\underline{H}$O-Ph
3,7	3H, s, $-CO_2-C\underline{H_3}$
6,8	2H, s, $\underline{H}$-Ph

Résonance magnétique nucléaire ^{13}C

(CD_3OD; TMS; 90.53 MHz) δ ppm:

δ ppm	^{13}C
52,184	1 C, $\underline{C}H_3$-O
110,025	2C, $\underline{C}$H
121,225	1C, $\underline{C}-CO_2$
139,228	1C, $\underline{C}$-OH para
145,907	1C, $\underline{C}$-OH meta
168,841	1C, $\underline{C}$= O

Tous ces résultats des analyses physico-chimiques nous ont permis de conclure avec certitude que le composé isolé du *Klainedoxa gabonensis* Pierre ex Engl. est bien le gallate de méthyle dont voici la formule développée plane :

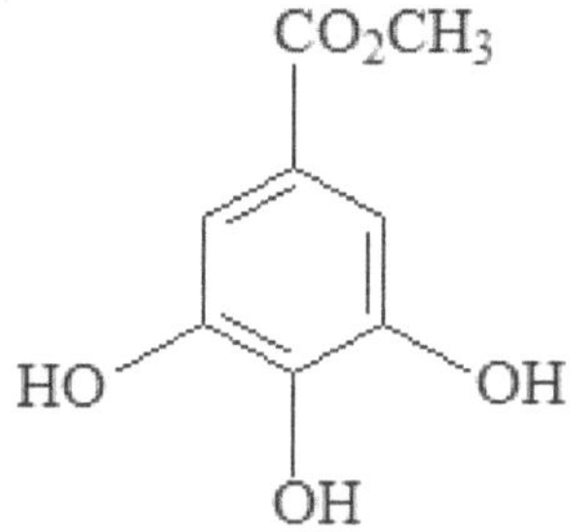

Gallate de méthyle

Une réaction classique de triacétylation a été efectuée pour des besoins d'analyse. C'est ainsi que le gallate de méthyle isolé a été transformé en un dérivé triacétylé. Cette triacétylation lève toute ambiguïté en donnant un spectre de masse caractérisé entre autres par les deux pics suivants: m/e = 310 correspondant au pic moléculaire du composé triacétylé et m/e = 184 correspondant à celui du composé triacétylé diminué de trois molécules de cétène (CH_2=C=O) conformément à la fragmentation classique des acétates de benzyle et de phényle [115].

On obtient en définitive, un tannin simple, le gallate de méthyle, qui présente par ailleurs une activité bactéricide comme cela a été signalé dans *Dictionnary of organic compounds* [114], activité que nous retrouvons effectivement dans nos extraits aqueux de cette plante [12].

3. Etude chimique de *Sacoglottis gabonensis* (Baill.) Urban

Le choix du *Sacoglottis gabonensis* (Baill.) Urban, plante n'ayant pas d'activités biologiques prouvées dans notre screening pharmacologique pour l'étude chimique se justifie pour plusieurs raisons que nous développons ci-dessous :

- *Sacoglottis gabonensis* (Baill.) Urban est l'une des plantes les plus utilisées par les tradipraticiens dans la composition des différentes recettes et différents protocoles de soins lors du traitement des dermatoses « mwandza ».

- Elle est l'unique espèce africaine sur les cinquante identifiées au monde, notamment en Amérique Latine.
- Elle est parmi les 29 plantes prioritaires, celle qui présente un test des terpènes franchement positif.
- Enfin, il y a le fait que la composition des recettes est constituée d'un mélange complexe d'éléments appartenant à plusieurs plantes, confirmant ainsi l'existence d'une synergie des forces qui donne de l'efficacité à certains remèdes.

Sacoglottis gabonensis (Baill.) Urban appartient à la famille des Humiriaceae. C'est un arbre des forêts humides, voire marécageuses, poussant souvent à proximité du littoral et pouvant atteindre 40 mètres de haut. Il a un fût tortueux, profondément et irrégulièrement cannelé. Il a une écorce rugueuse, un bois très dur, rougeâtre en coupe. Il fait partie de la famille principalement néotropicale, comprenant 8 genres et 49 espèces dont 1 africaine. Ci-après nous donnons quelques images de cette plante.

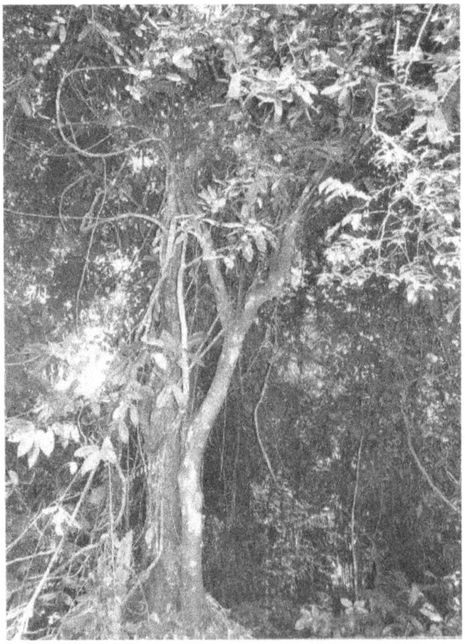

Sacoglottis gabonensis (Baill.) Urban : plante entière
(Image prise dans une forêt de Bokouelé en juin 2015)

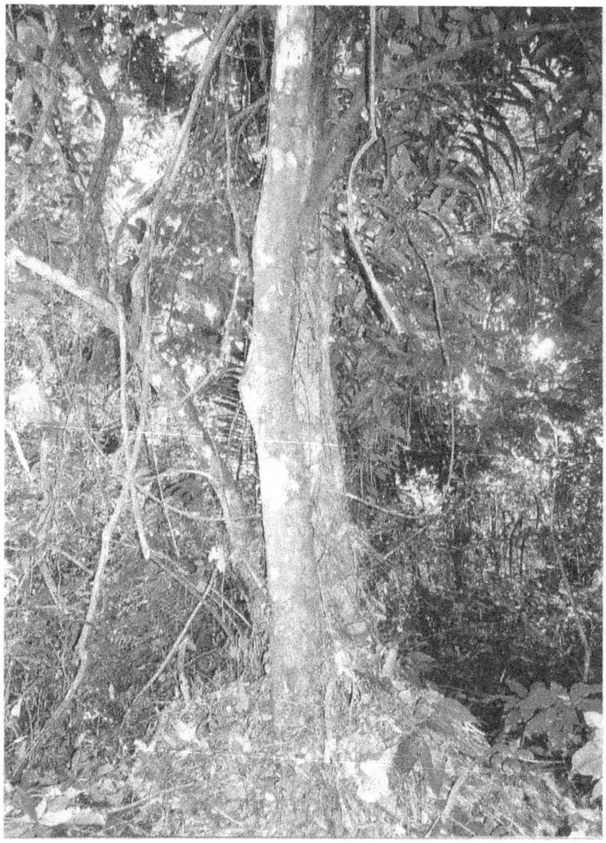

Sacoglottis gabonensis (Baill.) Urban : base du tronc
(Image prise dans une forêt de Bokouelé en juin 2015)

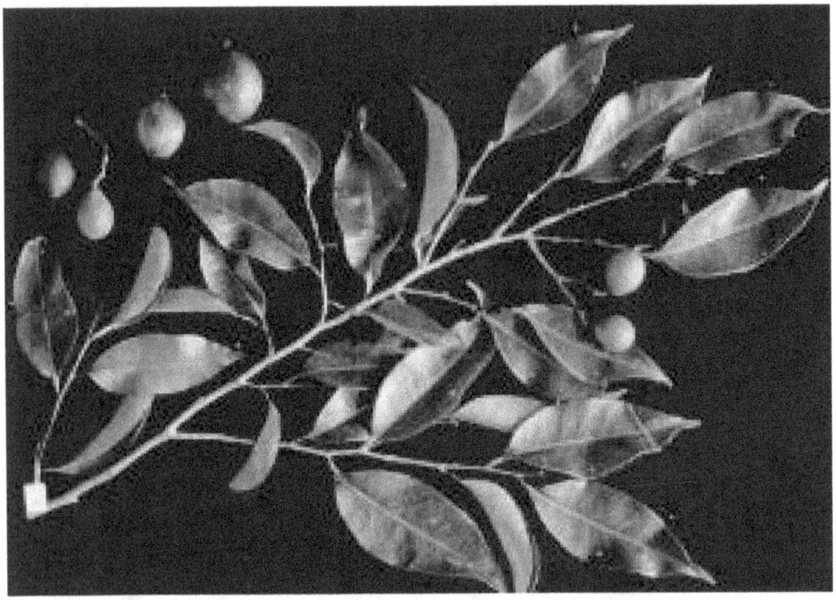

Sacoglottis gabonensis (Baill.) Urban : rameau fructifère
http://pubs.sciepub.com/AJMR/2/4/2/

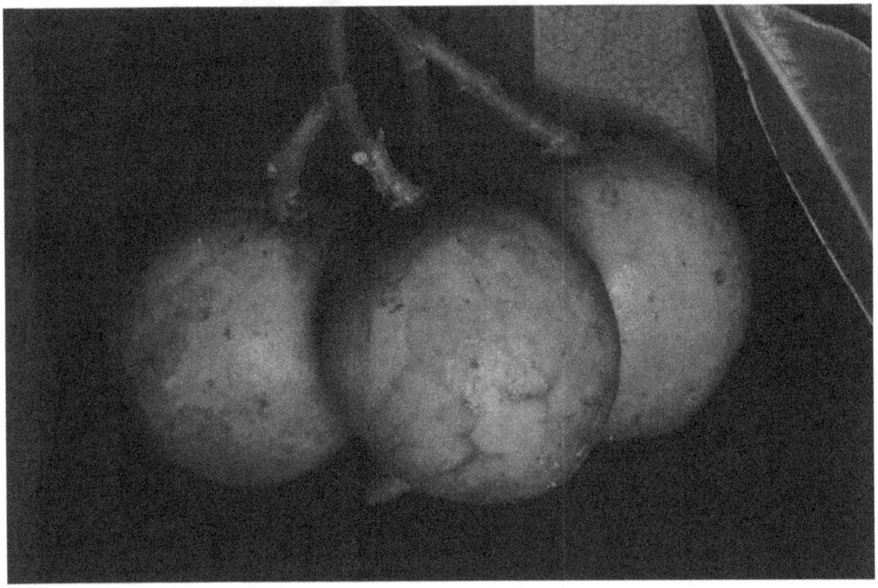

Sacoglottis gabonensis (Baill.) Urban : fruits (drupes)
http://tropical.theferns.info/image.php?id=Sacoglottis+gabonensis

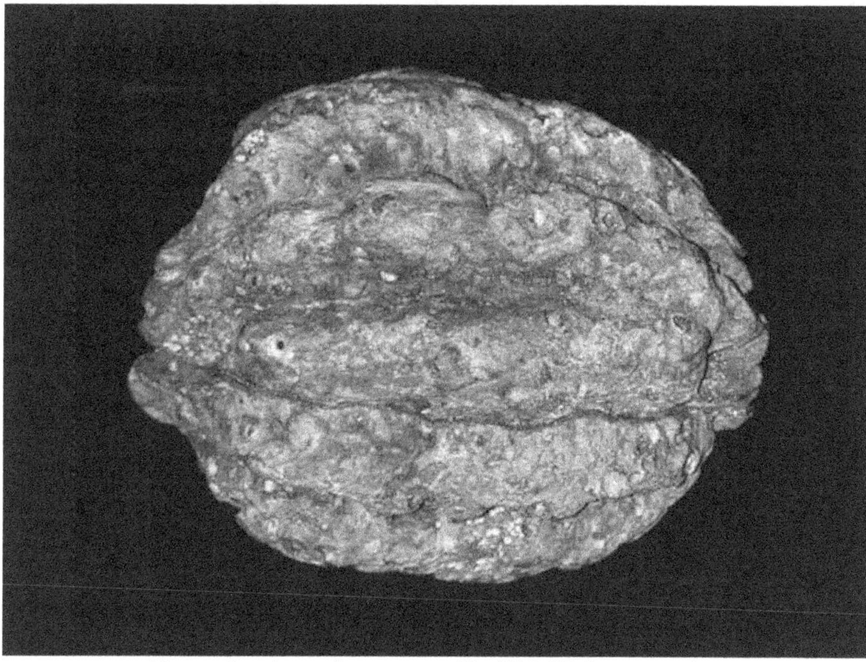

Sacoglottis gabonensis (Baill.) Urban: graine
http://www.seabean.com/guide/Sacoglottis_gabonensis/

Nous avons isolé du *Sacoglottis gabonensis* (Baill.) Urban deux lignanes de la famille de la calopiptine et de la galgravine. Ainsi, avant de traiter du travail de chimie réalisé sur cette plante, nous allons d'abord donner un aperçu sur les travaux antérieurs, puis quelques généralités sur les lignanes.

Par ailleurs, ayant isolé des huiles essentielles de cette plante, nous avons jugé utile, avant d'exposer les résultats de ce travail, de donner un aperçu sur les huiles essentielles en général.

a. Travaux antérieurs sur *Sacoglottis gabonensis* (Baill.) Urban

On peut signaler qu'en 1971, Ogan A.U. avait isolé des racines du *Sacoglottis gabonensis* (Baill.) Urban., plante médicinale couramment utilisée en Afrique de l'Ouest, une isocoumarine [129]. Les autres travaux traitent en général de l'activité des extraits de *Sacoglottis gabonensis* (Baill.) Urban. et non pas de l'isolement des composés.
On peut noter que les produits de la famille des calopiptines et des

galgravines n'ont jamais été isolés de *Sacoglottis gabonensis* (Baill.) Urban. *Nous sommes les premiers à les avoir isolés de cette plante.*

b. Quelques généralités sur les lignanes

Certains travaux récents ont montré que quelques lignanes ont été isolés des extraits des plantes et d'autres synthétisés [130, 131]. Les lignanes sont des composés formés par condensation d'unités phénylpropanes. Avec les diverses possibilités de couplage entre les unités phénylpropanes, on peut distinguer quelques groupes structuraux fondamentaux dont: les lignanes proprement dits, les néolignanes et les « oligomères ». Nous donnons ci-après le squelette de base de ces composés, avec la chaîne propyle numérotée ici 7, 8, 9.

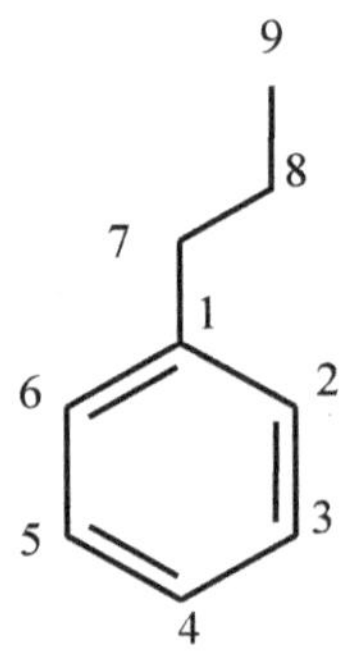

Squelette de départ des lignanes

Le groupe des lignanes

Ce groupe désigne communément des composés dont le squelette résulte de la liaison entre les carbones 8 ou β de la chaîne latérale de deux unités 1-phénylpropane. Il y a ainsi formation d'une liaison 8-8' ou β-β' ainsi que le montre la structure suivante :

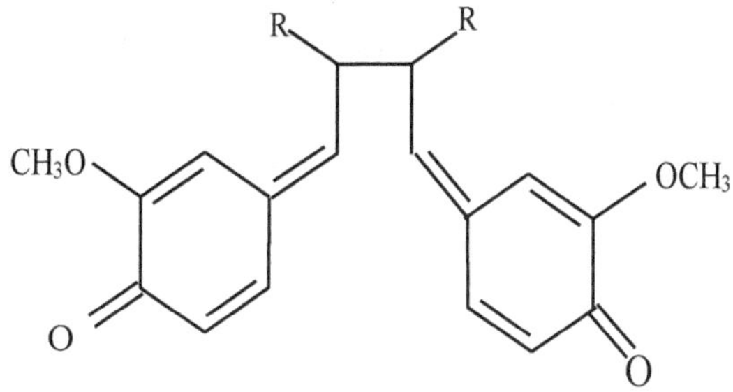

Lignane 8-8'

Les plus simples des lignanes sont les dibenzylbutanes. Ils donnent par cyclisation impliquant les carbones 7 et 9 de la chaîne latérale trois types de lignanes qui sont des lignanes monofuranoïdes (cyclisation en 9-*O*-9', en 7-*O*-9' et en 7-*O*-7'). Ces derniers conduisent, par oxydation, aux lignanes butyrolactones [132, 133]. C'est ce que montre l'équation ci-après :

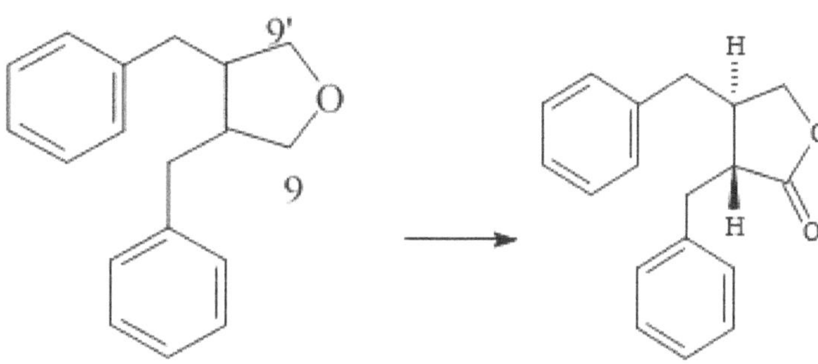

Lignane butyro mono furanoïde *Lignane butyrolactone*

Les cyclisations peuvent impliquer un atome de carbone du noyau aromatique pour donner des arylnaphtalènes. A la suite d'une double cyclisation en 7-*O*-7' et 9-*O*-9', on obtient des lignanes furanofuranoïdes [134] comme le montre l'exemple ci-après :

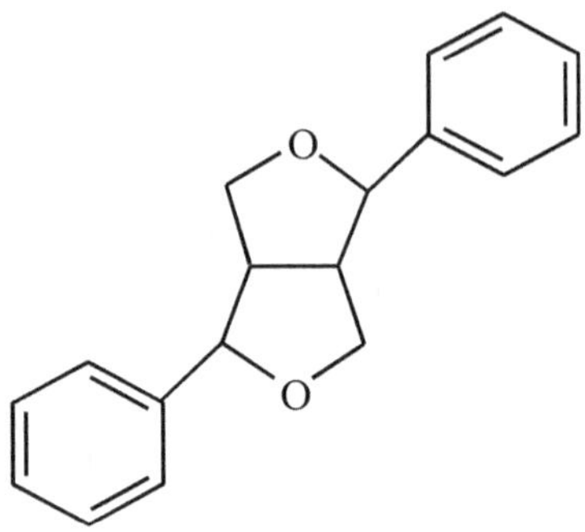

Lignane furanofuranoïde

Le groupe des néolignanes

Les néolignanes sont aussi les produits de la condensation d'unités du phénylpropane, mais le point d'attache des entités est variable et n'implique jamais plus d'un carbone β de la chaîne latérale, soit les cas suivants : 8-3', 8-1', 3-3', et 8-O-4'. C'est ce que montre par exemple la structure ci-après :

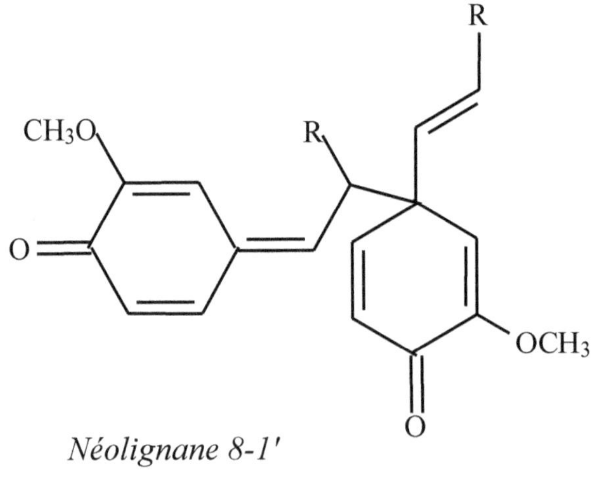

Néolignane 8-1'

Le groupe des oligomères

Le terme oligomère est impropre et désigne les lignanes ou les néolignanes qui résultent de la condensation de deux à cinq unités phénylpropanoïdes. La condensation peut impliquer dans ce cas un carbone de la chaîne propyle d'un motif phénylpropane et un carbone du noyau phényle d'un autre motif phénylpropane.
Voici deux exemples de structures de ce type :

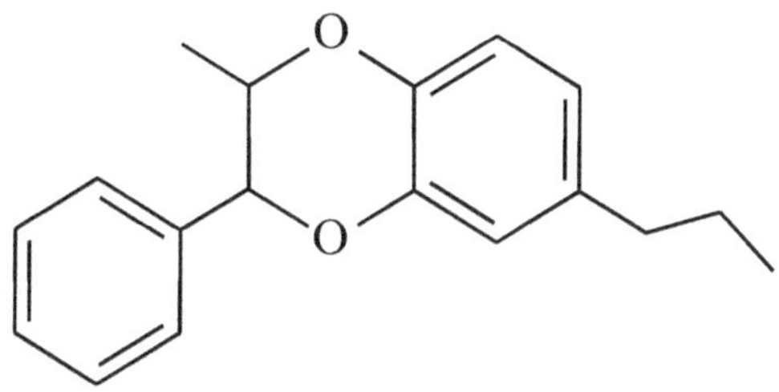

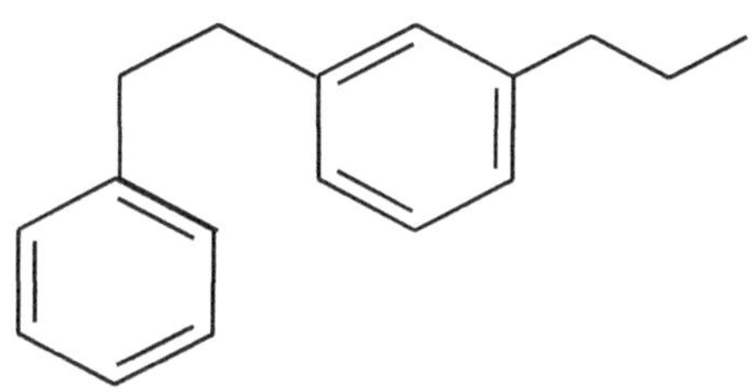

Pour ce qui est des néolignanes, les nombreuses possibilités d'accouplement des unités phénylpropanes engendrent une plus grande diversité structurale.

Au plan chimiotaxonomique, les lignanes sont très répandus et plusieurs centaines de composés ont été isolés dans 70 familles botaniques environ. Dans les Gymnospermes, les lignanes se retrouvent principalement dans le bois, alors que dans les Angiospermes, ils ont été identifiés dans tous les tissus. Les néolignanes paraissent avoir une distribution plus étroite ; ils sont particulièrement courants dans les Magniolales et les Pipérales.

Pour les plantes, les lignanes et les néolignanes sont probablement importants pour leur protection ou leur défense du fait des nombreuses structures décrites dont quelques unes présentent des propriétés bactéricides, antifongiques et insecticides.

La propriété hépatoprotectrice des lignanes a été démontrée in vitro. Plusieurs médicaments contenant des lignanes sont utilisés par la médecine chinoise, particulièrement les fruits de Schizandraceae, riches en constituants hépatoprotecteurs. Les lignanes et les néolignanes sont également reconnus dans divers domaines tels que les inhibiteurs d'enzymes.

Bien que beaucoup de lignanes, et surtout les arylnaphtalènes et les dibenzocyclo-octanes soient reputés posséder des propriétés cytotoxiques et antimitotiques, seuls quelques dérivés synthétiques de la podophyllotoxine (formule ci-après) sont exploités thérapeutiquement [135].

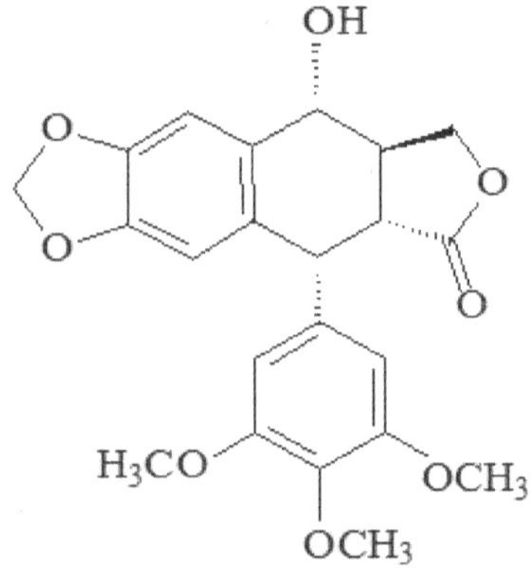

Podophyllotoxine

c. Un aperçu sur les huiles essentielles

Le screening chimique de *Sacoglottis gabonensis* a montré un test positif des stéroïdes et terpènes/terpènoïdes. Ceci laisse présumer la présence éventuelle d'huiles essentielles dans cette plante. Nous avons entrepris d'en extraire.

Définition

La norme Afnor (Assciation française de normalisation) définit une huile essentielle comme étant l'extrait obtenu d'une matière végétale, par entraînement à la vapeur d'eau, par distillation sèche ou par expression des épicarpes [136]. Cette définition est restrictive car elle exclut les produits obtenus par tout autre procédé d'extraction (solvants organiques, fluides à l'état supercritique, corps gras...). C'est donc l'origine de la matière première et le mode technologique de préparation qui définissent ici une huile essentielle.

Répartition dans le règne végétal

Dans le règne végétal, les huiles essentielles se trouvent généralement chez les végétaux supérieurs, les genres capables d'élaborer les constituants qui les composent et sont répartis dans une cinquantaine de familles dont beaucoup appartiennent aux ordres des Lamiales, des Astérales, des Rutales, des Laurales, des Magnoliales [137]. Elles peuvent être stockées à l'intérieur d'un ou de plusieurs organes : racines, rhizomes, écorces, bois, tiges, feuilles, fleurs, graines ou amandes, péricarpe ou zeste, fruits. Sur le plan quantitatif, les teneurs en huiles essentielles sont très faibles et souvent inférieures à 1%. Les cas de teneurs fortes sont exceptionnelles (exemple : cas de l'huile essentielle du bouton floral du giroflier).

Localisation dans la plante

Les huiles essentielles sont produites dans le protoplasme cellulaire des plantes aromatiques et représentent les produits du métabolisme cellulaire dit "secondaire"[138].

Origine des constituants volatils

Plusieurs hypothèses ont été émises pour expliquer l'origine des huiles essentielles dans la plante. Actuellement, il est admis deux voies métaboliques secondaires conduisant à la formation des principaux constituants des huiles essentielles [139]. :

- la voie de l'acide mévalonique qui conduit aux terpènes ;
- la voie de l'acide shikimique, précurseur des composés aromatiques.

Rôle dans la plante

Actuellement, le rôle des constituants volatils dans la plante n'est pas bien défini. De nombreuses interactions ont été constatées entre les plantes qui élaborent des métabolites secondaires et les autres organismes vivants. Ainsi :

- Stahle [140] pensait que les essences naturelles constituaient un moyen de défense contre les prédateurs (micro-organismes, champignons, insectes, herbivores...) en modérant leur comportement tropique vis-à-vis de la plante.
- Lutz [141] considérait les constituants des essences comme des complexes doués au moment de leur élaboration, d'une grande activité qui s'exerçait dans un sens modérateur à l'égard des oxydations intracellulaires.
- Erman [142] et Descoins [143] dégagent le rôle incontestable des huiles essentielles dans la pollinisation et la dispersion des diaspores grâce à leur pouvoir attracteur sur les insectes pollinisateurs.
- Croteau [144] dans sa mise au point sur la fonction biologique des huiles essentielles, évoque et attribue à ces dernières un rôle de mobilisateur d'énergie lumineuse et de régulateur thermique au profit de la plante. Les essences naturelles réguleraient la transpiration diurne en absorbant les rayons ultraviolets par leurs constituants insaturés. Il a également montré que les monoterpènes et les sesquiterpènes pouvaient jouer des rôles variés et importants de médiation des plantes avec leur environnement.

Caractéristiques physiques

Les huiles essentielles sont des substances végétales odorantes, volatiles, incolores ou colorées, sensibles à l'altération, liquides en général à température ordinaire. Elles sont solubles dans la plupart des solvants organiques et, naturellement, peu solubles dans l'eau. Leur densité est souvent inférieure à 1. Elles ont un indice de réfraction relativement élevé. Elles sont souvent douées de pouvoir rotatoire.

Composition chimique

Les huiles essentielles sont des mélanges variables et complexes de différents composés chimiques, formant des solutions homogènes. Les principaux constituants des huiles essentielles appartiennent à deux groupes caractérisés par des origines biogénétiques distinctes :

- le groupe des terpénoïdes (comprenant les terpènes, les sesquiterpènes et ces mêmes composés comportant les fonctions alcool, ester, éther, aldéhyde, cétone...) ;
- le groupe des composés aromatiques (essentiellement les dérivés du phénylpropane, des allylphénols et des propénylphénols).

Facteurs de variabilité

Extraites des végétaux, les huiles essentielles sont très fluctuantes dans leur composition qui peut varier en fonction de l'organe ou de l'individu considéré, de la période de récolte, des conditions géographiques et climatiques du terrain de la plante, de la période de culture (ensoleillement, hygrométrie,...), du mode cultural, du procédé d'obtention...etc.

Existence des variétés chimiques ou "chémotypes"

Une espèce végétale parfaitement définie botaniquement, peut donner des essences dont la composition chimique est différente suivant les individus botaniques. Pour certains auteurs, les chémotypes constituent à l'intérieur de l'espèce, des variétés chimiques ayant chacune un équipement enzymatique particulier, déterminé génétiquement et qui oriente la biosynthèse vers la formation préférentielle d'un constituant précis [145].

Utilisations

Les applications des huiles essentielles sont nombreuses ; les plus importantes sont : la parfumerie, la cosmétologie, l'agro-alimentaire, l'industrie pharmaceutique et chimique.

- En parfumerie et en cosmétologie, les extraits naturels sont sélectionnés pour leurs qualités olfactives quelquefois jugées irremplaçables. Certains jouent le rôle de fixateur naturel [146].
- En industrie pharmaceutique, les huiles essentielles sont utilisées dans le domaine des antiseptiques externes où elle tire partie des propriétés bactériostatiques, bactéricides, antifongiques, protectrices, etc., des essences naturelles [147].

- En industrie agro-alimentaire, les huiles essentielles sont utilisées comme aromates dans les préparations culinaires dans les secteurs suivants : laitages, boissons, plats cuisinés, charcuteries, prétraitement du matériel végétal (séchage, conditions de conservation).
- L'industrie chimique utilise des isolats (substances pures isolées des huiles essentielles) comme matière première pour la synthèse de principes actifs de nombreux médicaments, de vitamines, de substances odorantes, etc.

Exemple :

Pins →térébenthine →essence de térébenthine →pinènes →myrcènes. Les pinènes constituent un produit industriel de première importance, leur réactivité marquée autorisant la synthèse de nombreux produits.

Activités biologiques

Extraites des végétaux, les essences naturelles peuvent aussi présenter des activités biologiques remarquables. De nombreux auteurs se sont attachés à l'étude des huiles essentielles, tant sur le plan chimique que du point de vue de leur activité biologique. On peut signaler les travaux suivants :

- Pellecuer J. et al. ont mis en évidence le pouvoir antimicrobien des huiles essentielles de quelques espèces végétales [148].
- Mallea M., Soler M. et col. ont mis en évidence l'effet inhibiteur du "paragerm", produit dont le pouvoir bactéricide et acaricide est démontré, se comportant lors de l'expérimentation comme fongistatique [149].
- Malhuret R., Bastide P. et Joly B. ont décrit un essai d'utilisation pratique des huiles essentielles en milieu hospitalier dans lequel l'action de vingt huiles essentielles commerciales était étudiée vis-à-vis de colibacilloses et d'infections urinaires, ainsi que l'activité in vitro et in vivo de l'huile essentielle de la cannelle en milieu urinaire[150].
- Chalchat J.C. [151] a établi une corrélation composition chimique/activité antimicrobienne.
- Lens- Lisbonne [152] a signalé une activité antibactérienne.
- Deans S.G. et al ont étudié les propriétés anti-microbiennes des huiles essentielles [153].

- Bourrel C. et Vilarem G. ont réalisé une évaluation du potentiel biostatique (propriétés fongistatiques, bactériostatiques et antioxydantes) de certaines huiles essentielles [154].
- Menghini A. et coll. ont prouvé une activité antimicotique de l'huile essentielle de *Hyptis suaveolens* Poit. [155].
- Belanger A. et Khanizadeh S. ont étudié l'influence de la composition chimique des essences de différents génotypes de fraisiers sur la résistance aux acariens [156].

d. Analyse chimique des huiles essentielles du *Sacoglottis gabonensis* (Bail.) Urban.

Le test positif des terpènoïdes nous a amenés à rechercher la présence éventuelle des huiles essentielles dans cette plante. Nous avons procédé à une hydrodistillation classique. 300 grammes de feuilles séchées pendant sept jours à l'air libre ont été soumis pendant cinq heures à une hydrodistillation avec un litre et demi d'eau distillée dans un extracteur de type Clevenger. L'huile essentielle recueillie dans le décanteur est séchée sur sulfate de sodium anhydre et stockée dans un flacon de 2 ml à l'abri de la lumière.
Masse de l'huile essentielle obtenue : 0,87 g, soit un rendement de 0,29%.

L'analyse de l'extrait issu de l'hydrodistillation par la technique de couplage CPG/SM a donné les résultats reportés dans le tableau ci-après.

Composition chimique de l'huile essentielle des feuilles de *Sacoglottis gabonensis* (Bail.) Urban.

N°	IR	Constituants (*)	%
01	930	Acide hexanoïque	1,7
02	950	Acide 3-hexènoïque	
03	980	Acide trans-2-hexènoïque	
04	1020	Limonène	
05	2040	Benzaldéhyde	15,2
06	1140	Phényléthanol	
07	1180	p-éthylphénol	5,9
08	1190	Oxyde de Linalool (forme pyrane)	
09	1200	1-terpinéol	
10	1245	Néral	2,8
11	1250	Nérol	2,5
12	1270	Géranial	5,5
13	1300	Thymol	23,4
14	1310	Carvacrol	4,4
15	1340	Thymyl acetate	4,8
16	1350	Geranyl acetate	1,0
17	1360	Carvacryl acetate	
18	1370	Pipériténone	7,4
19	1385	β-damascenone	2,9
20	1420	α-ionone	3,9
21	1430	NI	1,3
22	1465	NI	1,2
23	1480	β-ionone	1,6
24	1510	γ-cadinène	
25	1830	Δ-cadinène	
26	1550	nérolidol	2,6
27	1567	élémol	5,8
28	1720	NI	1,5
29	1730	Epi-α-cadinol	
30	1750	α-cadinol	2,5
31	1810	nonylphénol	2,1

(*) : *Constituants classés suivant leur ordre d'élution*

IR : *Indice de rétention*

NI : *Non identifié*

A l'analyse des résultats obtenus, il ressort que l'échantillon des feuilles du *Sacoglottis gabonensis* (Bail.) Urban. est riche en thymol (23,4%), accompagné de son acétate (4,8%) et en benzaldéhyde (15,2%). On note également , en quantités plus ou moins appréciables, la présence des composés suivants: pipériténone (7,4%), p-éthylphénol (5,9%), élémol (5,8%), géranial (5,5%), carvacrol (4,4%), α-ionone (3,9%), β-damascenone (2,9%), néral (2,8%), nérolidol (2,6%), nérol (2,5%), α-cadinol (2,5%), nonylphénol (2,1%), acide hexanoïque (1,7%), β-ionone (1,6%) et enfin trois produits non identifiés.

e. Analyse chimique des extraits organiques du *Sacoglottis gabonensis* (Bail.) Urban.

Nous avons opéré ainsi qu'il suit :
301,1 grammes de broyat d'écorces de tronc séchées sont extraits pendant 24 heures dans l'hexane à l'extracteur soxhlet. L'extrait est concentré au rotavapor. On obtient 390 milligrammes d'extrait brut. Les 390 milligrammes sont repris par un mélange hexane/méthanol (9/1, v/v).

- La phase méthanolique est évaporée à sec au rotavapor ; on obtient 89 milligrammes de résidu.
- La phase à l'hexane évaporée à sec au rotavapor donne 29 milligrammes de résidu.

Les fractionnements successifs des résidus sont réalisés sur colonne de silice, avec pour solvants d'élution : l'hexane, le dichlorométhane, l'acétate d'éthyle, le méthanol. L'éluat issu de l'acétate d'éthyle subit une nouvelle chromatographie sur couche mince avec comme éluant le mélange éther de pétrole/hexane (v/v : 1/1). On obtient 10 milligrammes d'un mélange de deux lignanes : la calopiptine et son isomère de structure comparable à celle de la galgravine.

Pour tenter de mieux séparer le mélange des lignanes, nous avons appliqué la méthode décrite par I. Koubaa et al [157]. Des extractions successives à l'hexane, au dichlorométhane et à l'acétone, réalisées sur les broyats du *Sacoglottis gabonensis* nous ont permis d'isoler les deux lignanes.

Ainsi donc, deux produits purs A et B ont été isolés de cette plante, des produits qui appartiennent au groupe des lignanes, composés très répandus dans les plantes et plus particulièrement au sous-groupe des dérivés du -3, 4 dialkyl - 2, 5 diaryl tétrahydrofuranne et répondant à la formule générale suivante:

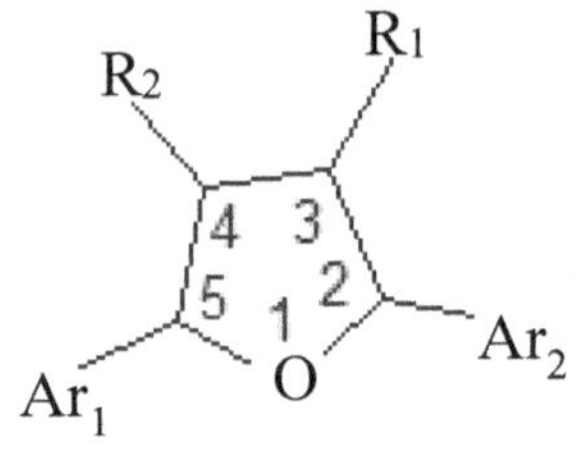

Du point de vue stéréochimique, on peut noter 4 types structuraux à partir de cette formule générale. Les deux restes aromatiques correspondent à un vératryl et à un pipéronyl ; les deux restes alkyles sont des méthyles. Dans ces exemples, les groupes aryles peuvent être différents. Les composés correspondant aux différentes stéréochimies possibles sont connus sauf pour les dérivés entièrement cis.
Les quatre types structuraux du sous-groupe des lignanes comportant le tétrahydrofuranne comme motif de base sont représentés dans la planche ci-dessous.

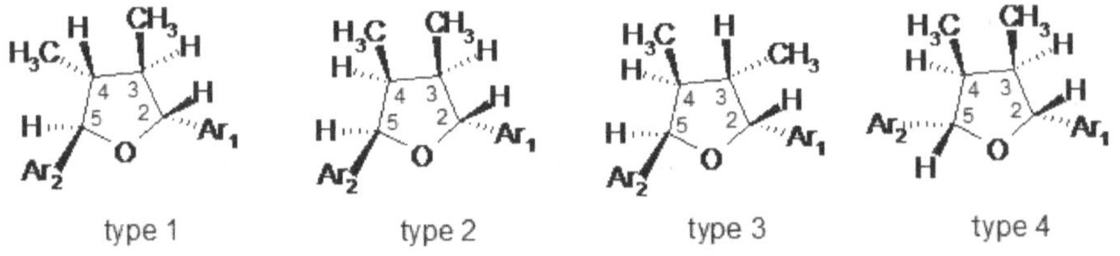

Planche: *Les quatre types stéréochimiques de néolignanes*
Les 4 types structuraux de néolignanes ont des spectres RMN ^{1}H bien caractéristiques ainsi que le montre le tableau ci-dessous.

Caractéristiques spectrales RMN ^1H des 4 types de néolignanes

TYPE 1		TYPE 2		TYPE 3		TYPE 4	
δppm	**^1H**	**δppm**	**^1H**	**δppm**	**^1H**	**δppm**	**^1H**
1,03	2 CH3	0,62	CH3	0,68	CH3	1,03	2CH3
		1,01	CH3	1;07	CH3		
1,75	H-3 et H-4	2,45	H-3 et H-4	1,5	H-3 ou H-4	2,19	H-3 et H-4
				2,5	H-4 ou H-3		
4,63	H-2 et H-5	4,65	H-2 ou H-5	4,33	H-2 ou H-5	4,40	H-2 et H-5
		5,47	H-5 ou H-2	5,11	H-5 ou H-2		

Spectre UV des composés A et B

Le spectre UV des deux composés présente deux maximums à 235 et 284 nm.

Spectre de masse des composés A et B

Les spectres de masse de A et B donnent les fragmentations ci-après ; il s'agit des fragmentations décrites pour ce type de produits (Bull. Chem. Soc. Jpn 1976, 49, 3564 : M^+ 356, m/z 190 pic de base) :

- 356 (M^+.)
- 339 : m/e : (M-17)
- 325 : m/e (M- 31)
- 274 : m/e (M- 85)
- 206 : m/e (M-150 =$C_8H_6O_3$): $C_{13}H_{18}O_2$
- 191 :m/e ($C_{11}H_{13}O_2$)
- 190 : m/e ($C_{12}H_{14}O_2$) : M-$C_9H_{10}O_3$
- 175: m/e ($C_{11}H_{11}O_2$) -CH_3
- 145 : m/e ($C_{10}H_9O$).

Spectres RMN ^1H des composés isolés A et B

Les spectres de RMN ^1H de la calopiptine 1, de la galgravine 3 et des deux composés A et B isolés de *Sacoglottis gabonensis* (Bail.) Urban sont résumés dans le tableau suivant :

Caractéristiques spectrales R M N ^{1}H de la calopiptine (1), de la galgravine (3) et des composés A et B

Protons	1	A =2	3	B =4
	δppm	δppm	δppm	δppm
CH_3	0,68	0,64	1,03	1,05
CH_3	1,07	1,01	1,03	1,05
H-3 (ou 4)	1,5	1,6	2,19	2,3
H-4 (ou 3)	2,5	2,3	2,19	2,3
OCH_3	3,85	3,80	3,79	3,88
H-2 (ou 5)	4,33	4,36	4,40	4,44
H-5 (ou 2)	5,11	5,11	4,40	4,46
OCH_2O	5,95	5,95	absence	5,96

Les différentes donnéees spectrales nous ont permis d'établir la structure des composés isolés A et B ainsi qu'il suit :

- Formule brute : $C_{21}H_{24}O_5$;
- Masse molaire M : 356 ;
- formule développée :

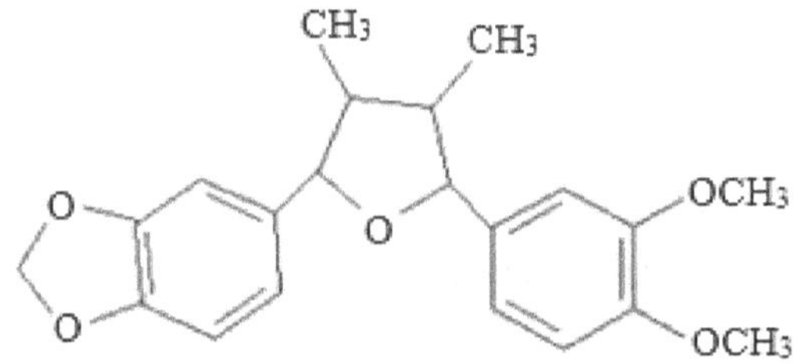

Les spectres de RMN ^{1}H permettent d'attribuer les configurations relatives. La planche ci-après donne les formules stéréochimiques des composés A et B et celles de la calopiptine et de la galgravine. Rappelons que le composé A correspond à la formule stéréochimique n°2 et le composé B à la formule stéréochimique n°4.

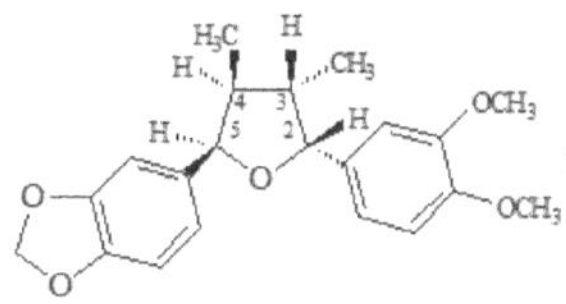

Calopiptine 1=2=A

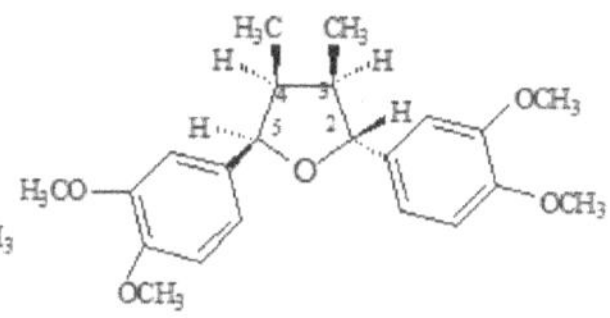

Galgravine =3

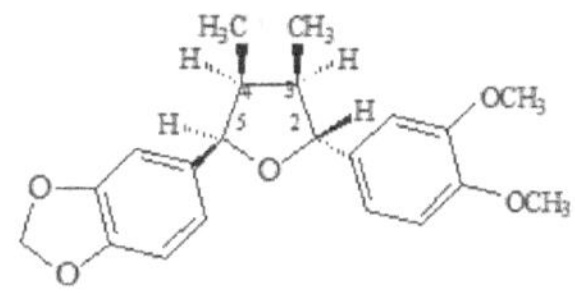

B=4

Planche: *Formules stéréochimiques des composés isolés A et B et celles de la calopiptine et de la galgravine*

On peut dire que de nombreux travaux menés sur certaines plantes médicinales, à partir desquels des composés du groupe des lignanes ont été isolés, démontrent l'intérêt que suscitent ces plantes et leurs contenus. En effet, les lignanes sont utiles dans beaucoup de domaines car ils participent :

- à la fabrication des tissus (fibres issues des plantes comme le lin) ;
- à la pharmacopée (en Chine on s'en sert pour calmer les irritations muqueuses);
- à l'enrichissement des œufs en acides gras omega-3 (pour la santé du cœur);
- à la réduction des problèmes de ménopause et à la diminution du taux de cholestérol dans le sang;
- à la protection rénale et à la prévention d'autres maladies graves comme le cancer… etc.

L'isolement d'un composé isomère de la calopiptine, dont la structure correspond à la condensation de deux unités phénylpropanes en position 7-O-7', ouvrent les perspectives d'accès à de nouvelles synthèses, surtout que ce composé cis, de structure comparable à celle de la galgravine, n'a jamais été isolé ni même synthétisé en laboratoire à notre connaissance.

Que retenir de cette première partie ? Les entretiens que nous avons eus avec les 10 tradipraticiens dans la localité de Bokouélé nous ont permis de recenser :

- une soixantaine d'espèces végétales, utilisées dans le traitement de la maladie « mwandza » ;
- 31 familles botaniques ;
- 26 recettes effectives, utilisées dans le traitement des différentes formes de la maladie « mwandza » ;
- neuf protocoles ou modes opératoires de soins.

L'analyse statistique de toutes ces données nous a permis de formuler les hypothèses suivantes:

- Toutes les plantes recensées ont chacune la même probabilité d'être retenue lors de la confection des différentes recettes.
- Les tradipraticiens, considérés individuellement, ont les mêmes compétences pour traiter la maladie « mwandza ».
- Le protocole de soins numéro sept « *Breuvage d'un décocté (trois verres matin /midi/ soir) du mélange d'écorces de tiges de plusieurs plantes dans le vin de palme* » utilisé pour le traitement de la forme « *plaies genres lèpre, avec alternance de sensations de chaud et de froid* », est le plus utilisé, ce qui paraît normal, étant donné que souvent, les manifestations les plus fréquentes de cette maladie sont les gales, les plaies et les sensations de chaud et de froid en alternance ou bien en solo.
- Une plante sort du lot : le *Klainedoxa gabonensis* Pierre ex Engl. Elle est utilisée par tous les guérisseurs traditionnels de notre échantillon et au niveau de l'analyse pharmacologique, elle est la seule à présenter à la fois des activités antibactérienne et antitumorale.

Au plan de la pharmacologie, les résultats des tests d'activités biologiques réalisés sur les extraits de ces plantes, révèlent qu'il y'en a quatre qui sont très actives (antibactériennes et antitumorales).

La très forte activité antitumorale des extraits de *Klainedoxa gabonensis* Pierre ex Engl. sur des cellules cancéreuses humaines (lignée KB) constitue un résultat très intéressant. En effet, en procédant par une recherche chimique bioguidée, il serait possible d'isoler le principe actif responsable de cette activité antitumorale. L'on pourrait peut-être ainsi isoler une molécule de grande efficacité pour le traitement des cancers humains.

Le traitement des extraits des plantes au Laboratoire, a permis d'établir pour quelques-unes d'entre-elles, la composition des grandes familles chimiques. Les résultats des études chimiques menées sur les deux plantes dont-il est fait mention plus haut, c'est-à-dire, *Klainedoxa gabonensis* Pierre ex-Engl. et *Sacoglottis gabonensis* (Baill.) Urban, ont permis de mettre en évidence quelques constituants chimiques fixes et volatils.

Nous venons par cette étude, de montrer une fois encore, qu'une terrible et mortelle maladie, « mwandza », non bien définie et donc n'ayant pas de traitement adéquat au niveau de la médecine moderne, en d'autres termes, une maladie « orphéline » de la médecine moderne, peut être soulagée par l'usage de certaines plantes, par les détenteurs du savoir traditionnel et ancestral de nos villages et autres localités de notre pays. L'exploitation scientifique de ce savoir traditionnel et ancestral est certainement la voie à suivre et constitue à terme, l'une des clés de la solution à ce type de maladie non encore prise en charge par la médecine moderne. Sur une trentaine de plantes reputées les plus intéressantes du point de vue de leur utilisation par les tradipraticiens pour le traitement des dermatoses « mwandza », nous n'avons pour l'heure abordé l'étude chimique de façon plus approfondie que de deux plantes. On pourrait dire que beaucoup reste à faire. Mais l'on sait par ailleurs que l'étude phytochimique d'une plante peut occuper des années de travail de beaucoup de chimistes. L'important ici est sans doute de poser de bons jalons !

Références bibliographiques

1. A.B. da Rocha, R.M. Lopès, G. Schwartsmann: Natural products in anticancer therapy, Curr. Open Pharmacol. 1, (2001) 364-369.
2. P. Sita : Liste générale de la flore du Stanley-Pool (1980) annexe 1.
3. L. Makany : Index des noms scientifiques, (1997) 195-206.
4. J.M. Moutsambote : Prodrome d'une flore forestière de Dimonika, (1985) 101 pages.
5. J., koechlin : Index alphabétique des espèces citées (1961) 297-305.
6. J. Le Brun : Liste annotée des espèces reconnues dans les groupements psammophiles du litoral, (1969) 137-164.
7. J. Le Brun : Observation sur les épiphytes de la forêt équatoriale congolaise, Ann. Soc. Sci Bruxelles, Sc. Nat. et Med., 2 (57), (1937) 31-38.
8. J. Le Brun : La végétation de la plaine alluviale au sud du Lac Edouard (Inst. Parcs Nat. Congo Belge, Bruxelles, (1947), 2 vols. 800 p.
9. Adjanohoun et al. : « Médecine traditionnelle et pharmacopée: contribution aux études ethnobotaniques et floristiques en République Populaire du Congo », Rapport présenté à l'ACCT, Paris, (1988), 605p.
10. A. Bouquet : Féticheurs et médecines traditionnelles du Congo, Mémoire ORSTOM, n°36, Brazzaville, (1969) 282 p.
11. A. Bouquet : Plantes médicinales du Congo Brazzaville, Travaux et documents ex. ORSTOM, n°13, Paris, (1972) 112 p.
12. M. Onanga, A. Ekouya, A. Ouabonzi, B.G. Itoua: Ethnobotanical, pharmacological and chemical studies of plants used in the treatment of "mwandza" dermatitis, Fitoterapia, 70 (1999) 579-585.
13. F. Hagenbucher et al. : Rapport d'enquête anthropologique, Congo, Paris, ORSTOM, (1991).
14. A. Mazer et M. Sankalé : Guide de médecine en Afrique et Océan Indien.
15. Le Garnier Delamare : Dictionnaire des termes de médecine, 25e édition, Maloine, Paris, (1998) 973 p.

16. A.L. Jussieu: Urticaceae, Araceae, Euphorbiaceae, Lilliaceae, Poaceae, Polygonaceae, the Plant-Book, a portable dictionnary of the higher plants, D.J. Mabberley, Oxford (1988).
17. G. Gilbert : Mimosaceae, Irvingiaceae, Flore du Congo Belge, du Rwanda et du Burundi, Bruxelles, vol.7 (1958).
18. Barnhart: Poaceae, the plant-Book, Cambridge University Press, (1988).
19. E. Milne-Redhead: Hypericaceae, Flora of West Tropical Africa, vol.1 (1954).
20. D.J. Stanislaw Lisowski : les Asteraceae dans la flore d'Afrique Centrale, Fragm. Flor. Geobotanica 36:1 (1991) 1-249 ; supplementum (1991) 251-627.
21. L. Hauman : Moraceae, Flore du Congo Belge, du Rwanda et du Burundi, vol.1, Bruxelles, (1948)
22. F.N. Hepper and R.W.J. Keay: Rubiaceae, Flora West Tropical Africa, vol.2, (1963).
23. Juss. : Musaceae, Flora of West Tropical Africa, vol.1, (1954).
24. Barling: Sterculiaceae, the Plant-Book, a portable dictionnary of the higher plants, D.J. Mabberley, Oxford, (1988).
25. C.B. Clarke : Cyperaceae, Flore du Congo Belge, du Rwanda et du Burundi, vol.8, (1948).
26. R. Br.: Myristicaceae, Flora of West Tropical Africa, vol. 1, (1954).
27. J. Dewit : Ampelidaceae, Vitaceae, Flore d'Afrique Centrale (1960).
28. D.C.: Crassulaceae, Flora of West Tropical Africa vol.1, (1954).
29. L.Liben: Humiriaceae, Nat. Herb., 35, (1960) 25-214.
30. P. Staner et G. Gilbert : Meliaceae, Flore du Congo Belge, du Rwanda et du Burundi, vol. 7, Bruxelles, (1958).
31. Hoffsgg: Olacaceae, the plant-Book, a portable dictionnary of higher plants, D.J. Mabberley, Oxford, (1988).
32. H. Huber: Apocynaceae, Flora of West Tropical Africa, vol. 2, (1963).
33. H. Heine: Solanaceae, Flora of West Tropical Africa, vol. 2, (1963).
34. A. Robyns: Bombacaceae, Flora of West Tropical Africa, vol. 2, (1963).
35. Kunth: Burseraceae, Flora of West Tropical Africa, vol. 1, (1954).
36. J. Léonard de Jar. : Bot. de l'Etat-Bruxelles.
37. F. Hallé : Contribution à l'étude biologique et taxonomique des musaendeae (Rubiaceae) d'Afrique Tropicale, Andansonia, sér.2:1 (1961) 266-298.

38. P. Seignot, P. Guyon, N. Hasselot, G. Angel, P. Kindelberger, F. Coursange, M. Aubert : Med Trop, 51:1, (1991) 91-92.
39. A. Caceres et al. : J. Ethnopharmacol, (1995) 85-88.
40. L.J Webb.: « Australian Phytochemical survey », part II, Bull. n° 268 C.S.I.R.O, Melbourne, Australia, (1952).
41. L.J. Webb: Pacific Science, 9 (1955) 430.
42. H.R. Arthur: Phytochemical survey of some plants of North Borneo, J. Pharm. Pharmacol. 5, (1954) 66-72.
43. H.R. Arthur, H.T. Creung: Phytochemical survey of the Hong Kong medecinal plants, J. Pharm. Pharmacol. 13, (1960) 567-572.
44. A.G. Kiang, B. Douglas: Phytochemical survey of Malaya, C.R. 3e Congrès de la F.I.O.S.A, Tananarive, Sect G (1957) 19-24.
45. A.G. Kiang, B. Douglas, F. Morsingh: Phytochemical survey of Malaya II, alkaloids, J. Pharm. Pharmacol. 13, (1961) 98-104.
46. Wall, E. Monroe, M. Merle, E. Krider, Krewson: J. Amer. Ph. Ass. 43 (1954) 1.
47. R. Paris, J. Cornilleau : Caractérisation et dosage des dérivés flavononiques, Ann. Pharm. Fr., 13 (1955) 192-199.
48. T.J. Mabry, K.R. Markjam, M.B. Thomas: Systematic identification of flavonoïds, Heidelberg, Springer (1970).
49. J. Harborne, T.J. Mabry: Advances in research, New-York, Chapman and Hall (1982) 19-51.
50. P. T.A. Geissman: the Chemistry of Flavonoid Compounds, Pergamon Press, Oxford, New-York, Paris (1962).
51. R. M. Casteldine, J. B. Harborne: Phytochemistry, 15 (1976) 803.
52. J.W. Wallace, G. Morris: Phytochemistry 17 (1978) 1809.
53. .W. Wallace: Amer. J. Bot. 66 (1979) 343.
54. J. Chopin, M. L. Bouillant, J. B. Harborne, T.J. Mabry, H. Mabry: the Flvonoids, Eds. Chapman and Hall, London (1975) 1204.
55. P. Lebreton, B. Boutard, S. Thivend : C.R.Acad.Sci., 287 D (1978) 1255.
56. P. Lebreton, B. Boutard, J. Sartre : Bull. Inst.Sc., Rabat, 3 (1978) 155.
57. M. L. Bouillant : Thèse de Doctorat ès-Sciences, Université Claude Bernard, n°7652, Lyon (1976).
58. M. C. Biol : Thèse de Doctorat de troisième Cycle, Université Claude Bernard, n°225, Lyon (1973).
59. E. Besson : Thèse de Doctorat de troisième Cycle, Université Claude Bernard, n°655, Lyon (1977).

60. A. Besset : Thèse de Doctorat de troisième Cycle, Université Claude Bernard, n°659, Lyon (1977).
61. C Lardy : Thèse de Doctorat de troisième Cycle, Université Claude Bernard, n°1053, Lyon (1981).
62. R. M. Horowitz, B. Gentili: Chem. Ind. (1964) 498.
63. B. H. Koeppen: Ztsch. Naturf., 19b (1964) 173.
64. L. Horhammer, H. Wagner: Recent developments in the Chemistry of natural,. Phenolic Compounds, Ed. Dilis W. D. Pergamon Press, Oxford, London, New-York, Paris, (1961) 185.
65. R. R. Paris: Pharm. Acta Helv. 37 (1962) 336.
66. M. K. Seikel: Procedings of Symposium of Plant Phenolics Group of North America, University of Toronto, Canada Ed. Runeckles V. C. (1963) 19.
67. M. K. Seikel, T.J. Mabry: Tetrahedron Letters, (1965) 1105.
68. L. J. Haynes: Adv. Carbohyd. Chem., 18 (1963) 227.
69. L. J. Haynes: Adv. Carbohyd. Chem., 20 (1963) 357.
70. H. Wagner: Comparative Phytochemistry, Ed. Swain T., Academic Press, London and New-York (1966) 309.
71. J. B. Harborne, C.A. Williams: the Flvonoids, J. B. Harborne, T.J. Mabry, H. Mabry, Eds. Chapman and Hall, London (1975) 376.
72. G. Fico, A. Braca, I. Morelli, F. Tomè : Fitoterapia 74(2003) 420-422.
73. L. Pistelli, C. Fiumi, I. Morelli, I. Giachi : Fitoterapia 74(2003) 417-419.
74. G. Barger: J. Chem. Soc. 89(1906) 1210.
75. A. Ouabonzi : Thèse de Doctorat de troisième Cycle de Phytochimie, Université Claude Bernard, n°1094, Lyon (1981).
76. S. Akkal, F. Benayache, S. Benayache, K. Medjroubi, M. Jay, F. Tillequin, E. Seguin: Fitoterapia 70(1999) 368-370.
77. J. Gudej, J. Nazaruk : Fitoterapia 72(2001) 839-840.
78. A.I. Suarez, B. Diaz, M.F. Delle Monache, R.S. Compagnone : Fitoterapia 74(2003) 473-475.
79. E.O. Prakash, J.T. Rao: Fitoterapia 70(1999) 539-541.
80. R.N. Yadava, K.I.S. Reddy: Fitoterapia 70(1999) 357-360.
81. T. Suhartati, S.A. Achmad, N. Aimi, E.H. Akim, M. Kitajima, H. Takayama, K. Takeya: Fitoterapia 72(2001) 912-918.
82. E.H. Akim, Aznizar, Yurnawilis, N. Aimi, M. Kitajima, H. Takayama: Fitoterapia 73(2002) 668-673.
83. G. Richter: Stoffwechselphysiologie der Pflanzen, Georg thieme

Verlag (1993).
84. G. A. Cordell: Introduction to Alkaloids, a Biologenetic Approach, John Wiley, New-York (1981).
85. M. F. Roberts, M. Vink: Alkaloids: Biochemistry, Ecology and Medicinal applications, Plenum Press, New-York (1998).
86. The Alkaloids: Chemistry and Pharmacology (Manske R.H.F., 1950-…, vols 1-17; Cordell G. A. , Academic Press, London, …-1999, vols 42-52.
87. Alkaloidds: Chemical and biological Perspectives, Pelletier S. W. Ed, 1983-…; John Wiley and Sons, New-York, 1998, 12.
88. Alkaloids: The Royal Society of Chemistry, London, (1972-1983), vols 1-13.
89. P. Arnaud, Cours de Chimie Organique, 15è Ed. , Dunod, Paris, (1998) 406.
90. K. P. C. Vollhardt : Chimie Organique, De Boeck-Wesmael, s. a. (1990) 1211.
91. J. D. Roberts, M. C. Caserio: Basic Principles of Organic Chemistry, 2nd. Ed., W. A. Benjamin, Inc. (1977) 1097.
92. N. L. Allinger, M. P. Cava, D. C. De Jongh, C. R. Johnson, N. A. Lebel, C. L. Stevens: Chimie Organique, Mc Graw-Hill, Paris, New-York, Londres,…, (1976) 754-776.
93. J. Bruneton: Pharmacognosy, Phytochemistry, Medicinal Plants, 2nd Ed., Intercept Ltd, (1999) 781-1069.
94. W. Meisner, in J. Bruneton: Pharmacognosy, Phytochemistry, Medicinal Plants, 2nd Ed., Intercept Ltd, (1999) 783.
95. Derosne, in J. Bruneton: Pharmacognosy, Phytochemistry, Medicinal Plants, 2nd Ed., Intercept Ltd, (1999) 786.
96. F. W. A. Serturner, in J. Bruneton: Pharmacognosy, Phytochemistry, Medicinal Plants, 2nd Ed., Intercept Ltd, (1999) 786.
97. Pelletier, Caventou, in J. Bruneton: Pharmacognosy, Phytochemistry, Medicinal Plants, 2nd Ed., Intercept Ltd, (1999) 786.
98. R. Paris, H. Moyse-Migno : Comptes Rendus, 229 (1949) 86.
99. E. Gellert, H. Schwartz: Helv. Chim. Acta, 34 (1951) 779.
100. M. Onanga, F. Khuong-Huu: C. R. Acad. Sci., C, 291 (1980) 191.
101. M. Onanga : Thèse d'Etat, Université de Paris Sud, Centre d'Orsay (1983).
102. H. Schwartz, L. Marion: Canad. J. Chem., 31 (1953).
103. K. Hostettmann, A. Marston: Saponins, University Press, Cambrige

(1995).
104. G. R. Waller, K. Yamasaki: Plenum Press, new-York,404 (1956)
105. S. Büechi: pharmacologische und klinische Untersuchungen, Dtsch. Apoth., Ztg.,136 (1996) 89-98
106. L. Yu, R. Ma, Y. Wang, H. Nishino: Planta Med., 60 (1994) 204-208.
107. M. A. Lacaille-Dubois, H. Wagner : Phytomedecine, 2 (1996) 363-386.
108. C. R. Kensil: Therapeutic Drug Carrier systems, 13 (1996) 1-55.
109. B. Rönnberg, M. Fekadu, B. Morein: Vaccine, 13, (1995) 1375-1382.
110. W. Wall: Chem. Ber. 21 (1888) 2020.
111. M. Nierestein: Chem. Zentr. II. 527.
112. Dictionary of organic compounds, revised Ed. (1965) 1494, et références citées.
113. Th. Sabalitshka: Arch. Pharmaz (1931) 269.
114. R.M Silverstein., G.S. Bassler, T. C. Morril: Spectrometric identification of organic comprounds, J. Wiley and sons, New-York, London, Sydney, Toronto, 3th edition (1974) 30.
115. N. Parveen, U. Nizam Khan, T. Inoue, M. Sakurai : Phytochemistry 27:12 (1988) 3990-3991.
116. Su jeng-de, Osana T., Kawakishi S., Namiki M. : Phyto chemistry 27: 5 (1988) 1315-1320.
117. Cooper, David A., Rettig, Steven J., Storr, Alan: Can. J. Chem. 64 (1986) 566-574.
118. M.A.M. Namwar, A.M.A. Souleman, Buddrus, H. Bauer, M. Sinscheid: Tetrahedron Lett. 25: 1 (1984) 49-52.
119. Tanaka T., Nonaka Gen-Ichiro, Nishioka I.: Chem. Pharm. Bull. 32: 1 (1984) 117-121.
120. Nonaka Gen-Ichiro, Kawahara O., Nishioka I.: Chem. Pharm. Bull. 31: 11 (1983) 3900-3914.
121. Nauven P., Douce L., Ziessel R. : Tetrahedron lett. 43: 31 (2002) 5441-5444.
122. Kohri T., Nanjo F., Suzuki M., Seto R., Matsumoto: J.Agric. Food chem. 49: 2 (2001) 1042-1048.
123. Kawase M., Wary R., Shiami T., Saijo R., Yayi K.: Biosci. Biotechnol. Biochem., 64 (10), (2000) 2218-2220.
124. A.Seguin, (1796), Ann. Chem., 20, 15.
125. T.White: in the Chemistry of Vegetable Tannins, Society of Leather

Trades Chemists, Croydon, Angleterre (1956).
126. E. C Bate-Smith: Food, 23, (1954) 124.
127. T.Swain: in plant Biochemistry, J. Bonner et J.E. Varner éditeurs, Academic Press, New York (1965b).
128. T. Swain, E.C. Bate-Smith: in Comparative Biochemistry, vo.III.A.M. Florkin et H.S. Mason éditeurs, Academic Press, New York (1962).
129. A.U Ogan: Phytochemistry (Elsevier) 10 (11), (1971) 2832-2833.
130. M. Taafrout, F. Rouessac, J.P. Robin, D. Davoust: Tetrahedron Lett. 25: 37, (1984) 4127-4128.
131. M. Taafrout, Y. Landais, J.-P Robin, D. Davoust : Tetrahedron Lett. 27: 16, (1986) 1781-1784.
132. Kamil Widad M., Dewick P.M.: Biosynthetic relationship of aryltetralin lactone lignans to dibenzylbutyrolactone lignans, Phytochemistry, 25 (9) (1986) 2093-2102.
133. Banerji A., Sarkar M. et al.: a new furanoid lignan of *piper sylvaticum*, Tetrahedron Lett., 40 (24), (1984) 5047-5052.
134. Iida T., Nakano M., Ito K.: Hydroperoxysesquiterpene and lignan constituents of *Magnolia kobus*, Phytochemistry, 21 (3), (1982) 673-676.
135. Inamori Y., Kubo M., Tsujibo H., Ogawa M., Baba K.: The biological activities of podophyllotoxin compounds, Chem. Pharm. Bull., 34(9), (1986) 3928-3932.
136. AFNOR, Recueil des Normes Françaises, « huiles essentielles ». AFNOR, 3ème édition, Paris, (1989) 609.
137. J. Bruneton : Pharmacognosie, Phytochimie, Plantes médicinales, Tec & Doc. Lavoisier, 2ème édition, Paris, (1993). 915.
138. J. Mann: Secondary metabolism, Second édition, Clarendon press, Oxford, (1987) 374.
139. R. Tressi et coll.: Biogenesis in fruits and vegetables, Aroma Research (II. Maarse and P.J. Greenen, eds.) Pudoc, Wageningen, (1975).
140. Stahle Zeitsch: Natur. Medecine, (1911) 22.
141. M.L. Lutz : Le rôle biologique des essences dans les plantes. Bull. Soc. Biol., 22, (1940) 497-505.
142. W.F. Erman: Chemistry of the monoterpenes: an Encyclopedic Handbook, Marcel Dekker, Inc., New-york, (1985) 1709 p.
143. C. Descoins et P. Zagatti: Rôle des terpènes dans le comportement des insectes: in Joulain D., Progress in terpenes chemistry, Editions

Frontières, Gif-sur-Yvette, (1986) 137-150.
144. R. Croteau: Biochemistry of monoterpenes and sesquiterpenes of the essential oils, in Herbs, Spices, and Medicinal plants: Recent advances in botany, horticultutre, and pharmacology, vol.1 ORYX Press, Phoenix, (1986) 81-133.
145. J. Pellecuer : De la plante vers le médicament, in Plantes médicinales et médecine populaire en bas Languedoc, document édité par l'ODAC, supplément à études sur l'Hérault, 13 (3), (1982) 29-35.
146. D.G. Jouhanneau: La médecine des plantes arômatiques: Phytoaromathérapie et les huiles essentielles de l'océan indien, Azalées Editions, ST Denis, (1991) 153.
147. M. Hmamouchi, Tantaoui-Eleraki A., N. Es-Safi et Agoumi A.: Mise en évidence des propriétés antibactériennes et antifongiques des huiles essentielles d'Eucalyptus : Plantes Médicinales et Phytothérapie, 24 (4), (1990) 278-289.
148. J. Pellecuer, J. Allegrini et M. Simeon de Bouchberg: Huiles essentielles bactéricides et fongicides, Revue de l'institut Pasteur de Lyon, 9 (2), (1976) 135-159.
149. M. Mallea, M. Soller, F. Anfosso et J. Charpin: Activité Antifongique d'essences arômatiques, Path. Biol., 27 (10), 1979) 597-602.
150. R. Malhuret, P. Bastide et B. Joly: Essai d'utlisation pratique d'huiles essentielles en milieu hospitalier, Phytotherapy, n°11, E.C. Bate-Smith. J. Exp. Bot., 4, (1953) 1.
151. J.C. Chalchat, Garry R. Ph., et al.: Corrélation composition chimique/activité antimicrobienne: activité de l'huile essentielle du pin Sylvestre à chémotypes différents vis-àvis d'*Escherichia coli*, Plantes médicinales et Phytothérapie, 21 (1) (1987) 26-35.
152. C. Lens-Lisbonne, A Cremieux., C. Maillard et G. Ballansard: Méthodes d'évaluation de l'activité antibactérienne des huiles essentielles: applications aux essences du Thym et de Cannelle, J. Pharm. Belg., 42 (5), (1987) 297-302
153. S.G Deans and K. P. Svoboda: the antimicrobial proporties of Majoran (*Origanum majorana* L.), volatile oil, Flavour and fragrance Journal, 5, (1990) 187-190.
154. C. Bourrel, G Vilarem, S. Mitjavila, Y. Fernandez et A. Gaset: Valorisation de quelques Labiées dans le domaine de la conservation : études des propriétés fongistatiques, bactériostatiques et antioxydantes, Rivista Italiana EPPOS, numéro spécial, (1996)

429-434.
155. Menghini A., Mantilacci G., Pocceschi N., Tatani N., Pagiotti R. : Composition et activité anti-micotique in vitro de l'huile essentielle de *Hyptis suaveolens* Poit. du Cameroun, Rivista Italiana EPPOS, numero spécial, (1996) 435-439.
156. Bélanger A., Khanizadeh S. : Influence de la composition chimique des huiles essentielles de différents génotypes de fraisiers sur la résistance aux acariens, Rivista Italiana EPPOS, numero spécial, (1996) 442-447.
157. I. Koubaa, M. Damak: Fitoterapia, 74 (2003) 18-22.

Deuxième partie
Etude des plantes utilisées dans le traitement des parasitoses intestinales

(Plantes Anthelminthiques du Congo)

Contrairement à la maladie « mwandza » traitée dans la première partie, les parasitoses intestinales sont des affections bien définies au plan médical. Cependant, les populations ont souvent recourt aux plantes médicinales pour le traitement de ces parasitoses intestinales. Les raisons sont multiples : le manque de moyens financiers pour l'achat des produits pharmaceutiques, l'éloignement des centres de santé, la reproduction des pratiques ancestrales par les populations de l'arrière-pays etc. Ici, les populations ne sont pas obligées de passer par les tradipraticiens comme c'est le cas pour la maladie « mwandza ». Dès qu'une plante ou qu'une recette est reputée avoir des propriétés pour l'éradication des vers intestinaux, les populations s'en servent.

L'absorption à des doses élevées d'un décocté d'une plante anthelminthique, le *Milletia versicolor* Baker, a provoqué le décès d'un adulte et de deux enfants dans le district de Mossaka, Département de la Cuvette, en 1983. Ce drame nous a conduits à l'étude des plantes médicinales utilisées par les populations de notre pays pour le traitement des parasitoses intestinales.

Nous avons rassemblé des informations scientifiques sur quelques plantes médicinales utilisées, particulièrement des plantes anthelminthiques.

Nous avons entrepris d'étudier, au triple plan ethnobotanique, pharmacologique et chimique, quelques plantes anthelminthiques et particulièrement l'une d'elles, le *Milletia versicolor* Baker.

Chapitre 7
Généralités sur les helminthes et la parasitose intestinale

Nous rappelons que les parasitoses intestinales sont des affections bien définies au plan médical. Ainsi, il n'est nullement question ici de faire une revue approfondie de la parasitologie médicale, mais de donner quelques informations (quelques définitions, manifestations, cycle parasitaire, mode de transmission, traitement) sur les helminthes et la parasitose intestinale nécessaires à la compréhension du sujet.

1. Les helminthes

Les helminthes sont des parasites internes de l'homme [1,2]. Ils sont repartis en deux classes distinctes :

- les némathelminthes ;
- les plathelminthes.

a. Les némathelminthes

Ce sont des vers ronds dont le corps n'est pas segmenté mais recouvert de chitine. On distingue :

a) Les nématodes ovipares

Ils pondent des œufs. On peut citer :

- *Trichuris trichuras* (trichocéphale)
- *Enterobius vermicularis* (oxyures)
- *Ankylostoma duodenale* (ankylostome)
- *Ascaris lumbricoïdes* (ascaris)
- *Strongyloïdes stercoralis* (anguillule)

b) Les nématodes vivipares

Ils pondent des embryons (larves). On distingue :

- *Trichinella spiralis* (trichine)
- *Dracunculus medinensis* (filaire de médine)
- *Onchocerca volvulus* (onchocerque)
- *Loa loa* (filaire à loa)

b. Les plathelminthes

Ce sont des vers plats dont le corps est mou et non chitinisé, segmenté ou pas. On distingue :

a) Les trématodes : ce sont les douves, agents des distomatoses :
- *Fasciola buski* (distomatoses intestinales) ;
- *Fasciola hépatica* (distomatoses hépatiques) ;
- *Paragonimus westermanii* (distomatoses pulmonaires).

b) Les cestodes : ils ont une forme rubanée et sont toujours segmentés à l'état adulte. Ce sont les tænias :
- *Taenia saginata*
- *Taenia solium*
- *Echinococcus granulosus* : agent du kyste hydatique
- *Echinococcus multilocularis* : agent de l'échinococcose alvéolaire.

L'importance des helminthiases en médecine humaine s'est considérablement accrûe avec la migration des populations d'un continent à un autre d'une part, ou à l'intérieur d'un même continent d'autre part, ce qui a favorisé l'augmentation de porteurs d'helminthes, le même porteur pouvant héberger plusieurs espèces de parasites.

2. La parasitologie médicale

La parasitologie médicale est l'étude des organismes animaux ou végétaux qui sont les parasites de l'homme [1-4]. Ils peuvent se révéler pathogènes à leur hôte, entraînant des troubles plus ou moins graves.

La parasitologie médicale replace l'homme dans son milieu naturel originel, indique les relations étroites mais souvent inconscientes qu'il entretient avec la faune (domestique et sauvage) et la flore qui l'entoure.

Elle rappelle enfin qu'animal social, l'homme est aussi soumis aux contraintes physiques de son milieu géographique. Ainsi elle est une science pluridisciplinaire qui utilise largement les acquis de plusieurs autres spécialités telles que la biologie moléculaire, l'immunologie, les sciences naturelles, l'entomologie, l'épidémiologie, les statistiques, la sociologie et l'ethnologie, voire même la géographie et l'histoire.

Les parasitoses sont très répandues dans le monde, mais cette présence est surtout très marquée dans les zones tropicales (régions chaudes et humides) et le nombre de sujets atteints est particulièrement élevé parmi les populations à faible niveau d'organisation économique et sociale, avec des conditions d'hygiène dérisoires.

Certains parasites que l'on pensait naguère rares ou peu pathogènes pour l'homme se revèlent maintenant assez dangéreux, du fait de l'immunodépression provoquée par le VIH, causant des affections opportunistes souvent graves chez les porteurs du VIH.

La parasitologie médicale vise un triple but :

- *Clinique* : Connaître la pathologie humaine et son traitement curatif. C'est un domaine qui a connu d'énormes progrès et dont le champ de recherche reste large.
- *Biologique* : Connaître la morphologie et l'histologie du parasite, éléments indispensables à sa détermination, mais aussi la mise en évidence des conséquences anatomopathologiques et immunologiques de sa présence dans l'organisme humain.
- *Prophylactique* : La protection de l'homme sain contre la parasitose ; pour cela il faudrait procéder à l'analyse minutieuse des conditions dans lesquelles est faite la contamination du sujet sain. Cette analyse constitue l'épidémiologie qui s'attache à préciser les conditions déterminantes et les facteurs favorisant l'infestation.

a. Les agents pathogènes

Les agents pathogènes connus dans le cadre de la parasitologie médicale sont très variés et différents sur le plan morphologique [2-8]. Ainsi sont considérés comme parasites, des êtres vivants animaux ou végétaux, qui vivent aux dépens d'autres êtres organisés, appelés hôtes, partiellement ou totalement pendant toute leur existence. La plupart des parasites appartiennent au règne animal, ce sont des zooparasites. D'autres sont du règne végétal, ce sont des phytoparasites.

On distingue ainsi :

- les ectoparasites vivant à la surface (pou, punaise, moustique) ou dans le tégument de l'hôte (sarcopte de la gale).
- les endoparasites occupant différentes cavités du corps comme l'intestin (ascaris, ténia), les vaisseaux (schistosomes), les tissus (larve de trichine) et parfois les cellules (leishmanies, toxoplasme).
- les parasites permanents dont l'existence entière se déroule dans plusieurs hôtes (ténia, trichine).
- les parasites temporaires qui mènent une partie de leur vie à l'état parasitaire et possèdent des stades libres dans l'environnement (douve, anguillule).
- les parasites facultatifs ont normalement une vie saprophyte mais à l'occasion, ils peuvent envahir l'organisme de l'hôte (champignon dit opportuniste).

Certains parasites ont un lien qu'on appelle couramment lien de fidélité qui unit le parasite à son hôte. Ce sont :

- les parasites stenoxènes : les parasites inféodés à un seul hôte. Ils ne peuvent vivre chez d'autres hôtes ou dépendre d'autres hôtes (plasmodium, ténia...) ;

- les parasites euryxènes : ils peuvent passer d'un hôte à un autre avec plus ou moins de facilité (insectes hématophages vecteurs de maladies communes à l'homme et aux animaux).

b. Pathologie des helminthes

Il s'agit essentiellement de la pathologie colique et hépatique, que les parasites soient autochtones ou non. Il n'existe pas de symptômes cliniques des helminthiases intestinales ou hépatiques sauf quelques exceptions. Le sujet vient le plus souvent consulter pour des troubles divers : manque d'appétit, douleurs abdominales vagues sans localisation précise, diarrhée, constipation, etc. La fréquence des parasitoses est donc très variable.

3. La parasitose intestinale

L'intestin est l'habitat préféré de la plupart des nématodes. Le diagnostic repose sur l'examen parasitologique des selles. Le malade soupçonne le diagnostic lors de l'émission d'un élément parasitaire au moment ou en dehors des selles. Ces symptômes peuvent couvrir les trois aspects suivants :

- signes généraux ;
- signes neuropsychiques ;
- signes hématologiques.

Signes généraux

Ce sont les troubles généraux qui sont souvent plus importants que les signes intestinaux. Les manifestations allergiques surviennent pendant l'infestation par l'ankylostome, l'anguillule et les bilharzies. Les réactions allergiques cutanées peuvent se constater lors de l'invasion par le ténia, l'échinococcose. Certains helminthes provoquent quelques symptômes pendant leur migration dans l'organisme.

La fièvre parfois élevée ou pas est l'un des signes de la trichinose, survenant chez les individus en même temps que les œdèmes des paupières et du visage, les myalgies diffuses et la diarrhée. La bilharziose intestinale ou urinaire peut se manifester par un tableau toxi-infectieux pendant la phase d'invasion.

Signes neuropsychiques

La trichinose peut provoquer une méningite masquée sans que les larves ne soient mises en évidence dans le liquide céphalo-rachidien.

Les ascaris, le ténia et le plus souvent les oxyures peuvent provoquer des troubles de caractère du type céphalées ou des crises épileptiformes. Ces troubles disparaissent après un traitement anthelminthique adéquat.

Signes digestifs

Ce sont les douleurs et les troubles du transit.
Les douleurs sont très variables en intensité, lieu et rythme. Ainsi, on les

schématise comme suit :

- douleurs épigastriques : anguilules, ankylostomes et ascaris ;
- douleurs coliques : trichocéphales ;
- douleurs diffuses et prurit anal nocturne : oxyures.

Les troubles de transit peuvent être parfois isolés ou accompagnés de douleurs. La diarrhée est généralement d'allure banale. La bilharzie rectale (schistosoma interculatum) peut provoquer des glaires et du sang chez certains sujets.

Signes hématologiques

Certains parasites sont responsables d'anémies en milieu tropical : c'est le cas des ankylostomes, des trichocéphales et des bothriocéphales.

Autres signes

Il s'agit des symptômes très bruyants avec complications dès le début :

- appendicite à oxyures, ascaris, ténia ;
- occlusion du grêle due à un amas d'ascaris ;
- occlusion du grêle par granulome éosinophile par ansakis, parasite du hareng.

L'intervention chirurgicale s'impose d'urgence dans les trois cas.

4. Le cycle évolutif

Ce sont des transformations (une série de métamorphoses que subit le parasite) qui se déroulent dans un ordre précis avec ou sans passage dans le milieu extérieur. Ces transformations peuvent se faire chez un hôte, le parasite est alors dit monoxène ; ou chez plusieurs hôtes, dans ce cas le parasite est dit hétéroxène. Cette métamorphose se fait par :

- une fécondité prodigieuse : c'est le cas chez le ténia saginata qui chaque année peut pondre environ un million d'œufs ;
- une multiplication durant la phase larvaire : c'est le phénomène de la polyembryonie qui est particulièrement développée chez les échinocoques (kyste hydatique) et les trématodes. Ainsi la grande douve qui peut pondre un million d'œufs par an pourrait donner jusqu'à quelques centaines de millions de descendants directs au bout d'un an, si toutes les larves survivent !

La connaissance parfaite de chacune des étapes du cycle est indispensable à la compréhension des modes d'infestation de l'homme et par conséquent des techniques de prophylaxie qui en découlent. On distingue :

- le cycle direct court ;
- le cycle direct long ;
- le cycle indirect.

a. Le cycle direct court

Les parasites qui font partie de ce cycle sont ceux qui sont présents dans le réservoir ou disséminés par lui. Ils sont directement contaminés par le nouvel hôte. Le trichomonas uro-génital circule exclusivement dans les voies génitales de l'homme et de la femme lors des rapports sexuels. Les kystes d'amibes émis avec les selles sont également directement contaminants comme les œufs d'oxyures ou d'hymenolepsis nana.

b. Le cycle direct long

Il est caractéristique des espèces qui doivent subir une maturation dans le milieu extérieur avant de parvenir à leur stade infestant. Ce sont essentiellement des parasites à dissémination fécale. L'ascaris en est le type ; les vers adultes s'accouplent dans l'intestin de l'homme et les femelles pondent leurs œufs qui sont éliminés à l'extérieur avec les selles. Ceux-ci ne sont pas infestants mais le deviennent après un séjour dans le milieu extérieur nécessaire à la formation de larves.

c. Le cycle indirect

Il fait intervenir un ou plusieurs hôtes intermédiaires de passage du parasite avant de parvenir à son stade infestant. On distingue deux sortes d'hôtes intermédiaires :

- les hôtes intermédiaires passifs ;
- les hôtes intermédiares actifs ou vecteurs.

Les hôtes intermédiaires passifs

Ils peuvent être de toutes espèces (mammifères, poissons, crustacés, mollusques, végétaux…etc). Ils se caractérisent par le fait qu'ils hébergent les formes larvaires ou les dispersent dans l'environnement immédiat, les plaçant en attente d'un hôte définitif qui viendra s'infester à leur contact. C'est le cas des filaires de médine que l'on contracte en buvant de l'eau contenant de minuscules crustacés abritant des larves de ver. C'est aussi le cas des schistosomes dont on s'infeste en se baignant dans les mares où les mollusques aquatiques ont émis des cercaires infestantes.

Les hôtes intermédiaires actifs ou vecteurs

Ce sont des arthropodes vulnérants et hématophages. Ils puisent les parasites dans le réservoir du virus, les transforment ou les multiplient pour les inoculer par piqûre à d'autres sujets. C'est de cette manière que sont transmis par exemple les agents du paludisme par la piqûre d'anophèles, les filaires par des moustiques, des simulies ou des taons et les trypanosomes de la maladie du sommeil par la mouche tsé-tsé.

d. Endémie parasitaire liée à la possibilité d'accomplir un cycle évolutif

Un certain nombre de facteurs d'ordre anthropologique favorisent ou contrarient la diffusion parasitaire. Le mode de vie, le niveau économique et social sont quelques uns de ces facteurs :

- l'amibe dysentérique est théoriquement transmissible dans toutes les régions, mais rare dans les pays développés ;
- les habitudes culinaires expliquent les variations que l'on observe dans certaines endémies distomiennes ;
- l'activité professionnelle : le fellah égyptien qui est en permanence dans les rizières est fortement infesté de schistosomes ;
- les pratiques religieuses font que certaines populations ne contractent pas le ténia du porc; les Hindous pour qui le bœuf est un animal sacré ne sont pas atteints de ténia saginata.

Le sexe, l'âge, l'ethnie, la résistance de l'hôte, son état nutritionnel sont des facteurs individuels non négligeables.

Les voies de pénétration du parasite chez l'hôte peuvent être bucco-pulmonaires ou transcutanées et le parasite se développe dans des endroits divers, tels que :

- les selles (œufs ou larves des vers intestinaux, kystes

d'amibes etc.) ;

- les urines (œufs de Schistosoma haematobium) ;
- les sécrétions bronchiques (œufs des douves du poumon).

5. Les helminthes

Nous donnons ci-après, la liste des différents helminthes, leur habitat, leur hôte, leur mode de transmission, les pathologies induites et les médicaments utilisés pour le traitement [1-8]. Rappelons que les helminthes comprennent les plathelmintes, les cestodes et les nemathelminthes. Nous regroupons les informations y relatives dans les trois tableaux ci-après.

a. Les plathelminthes

Noms	Habitat, hôte, Transmission	Pathologie	Traitement
Fasciola hepatica ou grande douve du foie	Hôte intermédiaire : mollusque ; hôte définitif : herbivores (mouton, bœuf, chèvre). Infestation par consommation de végétaux porteurs de kystes.	Dermatoses ; attaque du parenchyme hépatique.	Emétine ; Phénanthroline quinone.
Schistosoma Haematobium ou bilharzie capensis	Hôte intermédiaire : mollusque ; Hôte définitif : homme. Pénétration des furcocercaires par la peau lors de la marche dans l'eau.	Bilharziose uro-génitale	Nitridazole (dérivé hétero cycle nitré) ; Biltricide.

b. Les Cestodes

Noms	Habitat, hôte, Transmission	Pathologie	Traitement
Ténia saginata	Hôte intermédiaire : bovidé (cysticerques) formes enkystées chez le bœuf ; Hôte définitif : homme (vers).	Cosmopolite : troubles digestifs, boulimie.	-Niclosamine (Tredemine) ; -Plaziquantel (Biltricide) ; -Albendazole (Zentel) ; -Humatin (Sulfate de paromo mycine).
Ténia solium	-Hôte intermédiaire : porc et homme. Les oeufs ingérés par l'hôte éclosent ; il en sort des larves qui s'enkystent et se transforment en cysticerques. -Hôte définitif : Homme. Infestation après avoir avalé des œufs ou des cysticerques.	Douleurs abdominales ; troubles digestifs ; boulimie.	-Niclosamine (Tredemine) ; -Plaziquantel (Biltricide) ; -Albendazole (Zentel) ; -Humatin (Sulfate de paromo mycine).
Hymeno lepsis Nana	Hôte : homme. Pas d'intermédiaire. Ingestion des œufs.	Troubles digestifs	Niclosamine (Tredemine) ; - Plaziquantel (Biltricide) ; - Albendazole

			(Zentel) ; - Humatin (Sulfate de paromo mycine).
Dibothriocephalum latum ou bothrio céphale	Premier hôte intermédiaire : crustacés inférieurs ; deuxième hôte intermédiaire: poisson; hôte définitif : chat, chien, homme etc. (Ingestion de poissons crus)	Douleurs abdominales, amaigrisse ment, anémie.	- Niclosamine (Tredemine) ; - Plaziquantel (Biltricide) ; - Albendazole (Zentel) ; - Humatin (Sulfate de paromo mycine)
Echino coccus granu losa	Hôte intermédiaire : herbivores ; hôte définitif : chien, loup, coyote (ver). Infestation par œufs.	Kyste hyda tique du foie et du poumon.	Chirurgie

c. Les Némathelminthes

Noms	Habitat, hôte transmission	Pathologie	Traitement
Entero bius vermicu laire ou oxyures	Hôte : Homme. Les œufs pondus autour de l'anus sont portés à la bouche. (auto infestation ; surtout chez les enfants).	Prurit anal ; troubles digestifs ou du comportement chez l'enfant.	Pipérazine, Combatrin, Helmintox, Albenda zole (Zentel), Flubenda zole(Fluvermal), Mébenda zole (Vermox), Hygiène mains/ ongles

Ascaris lombri coïdes	Hôte : abondant dans l'intestin grêle de l'homme et du porc. Transmission : par légumes contaminés par des œufs et consommés crus. (Auto infestation impossible, les œufs devant reposer 30 jours à l'air libre avant formation d'embryon).	Hyper-éosinophilie ; syndrome de Loeffle ; trouble neuromé ningé ; troubles digestifs.	Albenda zole (Zentel), Nématozine, Lévamisole, Combatrin.
Ankylo stoma duode nale ou ankylo stome	Larves habitant le sol et l'eau ; passage transcutané par circuit sanguin : gagnent cœur, poumon, estomac et intestin où elles se transforment en individus sexués.	Hyper-éosinophilie ; anémie hypo-chrome.	Albenda zole (Zentel) ; Tétrachloré-thylène ; Lévami sole ; Combatrin.
Strongyloïde stercoralis ou anguillule intestinale	Hôte : homme. Passage transcutané puis veines, bronches et trachée, pharynx, estomac et intestin.	Troubles digestifs, diarrhée.	Albenda zole (Zentel); Vermectine (Mectizan); Thiabenda zole (Mintezol).
Trichuris trichiura ou trichocéphale.	Très fréquent chez l'homme et le porc. Infestation par l'eau, par la terre contenant les œufs.	Non pathogène sauf en cas d'infestation intense.	Pas de traitement ; ou alors : diphétar sone (bémarsal) ; Albenda zole.

Trichinella spiralis ou trichine.	Hôte : homme ou animal (porc). Helminthiase intestinale. Les larves s'enkystent dans les muscles striés.	Diarrhée, fièvre élevée, myalgie, œdèmes, allergies.	Corticothérapie. Notézine ; Mintézol.
Wuchereria bancrofti ou filaire de Bancroft	Hôte : homme. Transmission par moustiques (voie lymphatique et micofilaires dans le sang). Zone inter-tropicale.	3è mois : manifestations fébriles aigues. Lymphangite aigue. Epanchements divers.	Diéthylcarbazine (Notézine)
Loa loa ou filaire loa loa	Hôte : homme. Transmission par un taon (chrysops). (Afrique).	Oedèmes prurigineux fugaces récidivants. Méningo-encéphalite, endocardite fibroblastique. Néphropathie.	Diéthylcarbazine (Notézine).
Onchon cerca volvulus	Hôte : homme. Transmission par mouche : simulie. Voie lymphatique et microfilaires dans le sang. (Afrique centrale, Mexique, Guatemala)	Prurit féroce et rebelle. Localisations oculaires : cécité.	Diéthylcarbazine (Notézine) ; Chirurgie.
Dracun culus medinensis ou filaire de Médine	Hôte intermédiaire et vecteur : crustacés inférieurs ; hôte définitif : homme. Infestation : eau souillée	Le ver vit dans le tissu conjonctif sous-cutané, provoquant la formation d'abcès phlegmon ; tétanos.	Chirurgie.

D'après les études réalisées en 1993 à la Faculté des Sciences de la Santé de l'université Marien Ngouabi [9], on note 12 espèces de parasites intestinaux dont cinq helminthes sur un échantillon de 1266 examens de selles pratiqués au Laboratoire de Parasitologie du Centre Hospitalier Universitaire (CHU) de Brazzaville. On pourrait estimer que ce sont les parasites les plus courants dans Brazzaville, la Capitale du Congo. Nous donnons dans le tableau suivant la liste de ces parasites intestinaux.

Groupe	Parasites
Helminthes	*Trichocéphale* *Ascaris* *Ankylostome* *Anguillule* *Oxyure*
Coccidies	*Isospora belli*
Protozoaires	*Entamoeba coli* *Entamoeba histolvtica* *Endolimax nana* *Trichomonas intestinalis* *Gardia intestinalis* *Chilomastix mesnili* *Enteromonas bominis*

Il a été constaté dans cette étude que les enfants dont l'âge varie de zéro à 15 ans représentent la couche de la population la plus infestée ; suivent ensuite les sujets dont l'age varie de 16 à 25 ans ; les adultes sont les moins affectés.

Par ailleurs, cette étude a montré que dans plusieurs cas, les sujets infestés sont porteurs de plusieurs parasites ; ainsi, on note 65,54 % de cas de mono parasitisme, 20,03 % de bi parasitisme, 8,61 % de tri parasitisme, 5,05 % de quadri parasitisme et 0,74 % de quinta parasitisme.

6. La prise en charge thérapeutique

Les produits qui traitent la parasitose intestinale regroupent un ensemble de médicaments extrêmement variés dont chacun a une pharmacocinétique et une tolérance propres. Leur spectre d'action est très large pour permettre une chimiothérapie de masse. Ces produits sont ou d'origine naturelle et ou de synthèse.

Les produits naturels ne sont que très peu utilisés mais ils présentent un grand intérêt dans l'avenir, en raison de leur activité à faible dose. C'est le cas de l'ascaridol, de la santonine et de l'avermectine. L'ascaridol, extrait de l'essence de *Chenopodium ambrosioïdes*, est utilisé pour le traitement des ascaris et des ankylostomes. La santonine, obtenue à partir des têtes florales d'*Artemesia cina*, est utilisée pour le traitement des ascaris. L'avermectine (avermectine $B_{1}a$) entraîne une immobilisation des nématodes.

Les substances de synthèse sont classées en trois (3) groupes :

- les dérivés halogénés : un seul de ces dérivés dispose d'une efficacité pour le traitement des ankylostomes, mais il n'est pas commercialisé dans les zones endémiques. Il s'agit du tétrachloroéthylène.

- les pipérazines : les sels de pipérazine ne sont plus utilisés, ils sont désormais surclassés en efficacité par d'autres produits à base de noyaux imidazole et benzimidazole.

- les dérivés imidazoles et benzimidazoles : ce sont les produits les plus utilisés actuellement ; ils agissent en inhibant l'absorption du glucose par le parasite, ce qui désorganise le cytoplasme, alors qu'autrefois ces produits n'étaient pas tolérés. Ces produits ont un large spectre d'activité, une posologie simple et une excellente tolérance.

  Voici quelques uns de ces produits :
  - Les imidazoles : le levamisole.
  - Les benzimidazoles : le tiabendazole, le mebendazole, le flubendazole, l'albendazole.
  - Les dérivés accessoires: combendazole, ciclobendazole,

feubendazole, oxibendazole, oxfendazole et perbendazole.

Nous donnons ci-après les structures des deux noyaux de base, l'imidazole et le benzimidazole et celles de quelques molécules de synthèse qui en sont respectivement issues :

a)

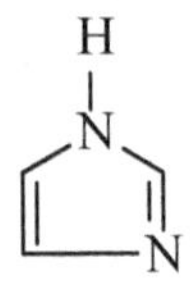

Imidazole

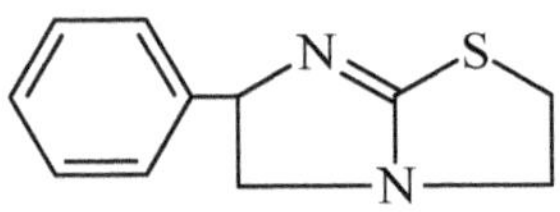

Levamisole

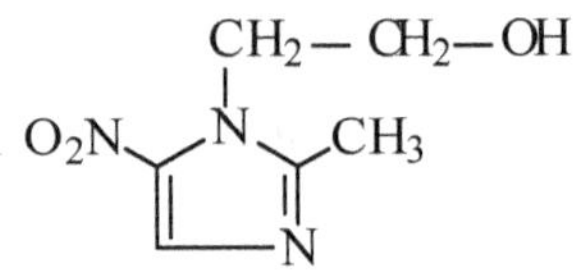

Metronidazole

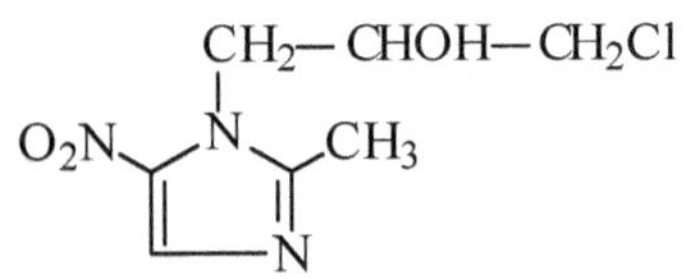

Ornidazole

b)

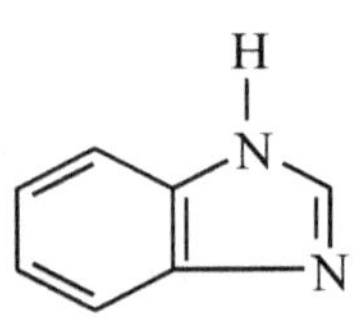

Benzimidazole

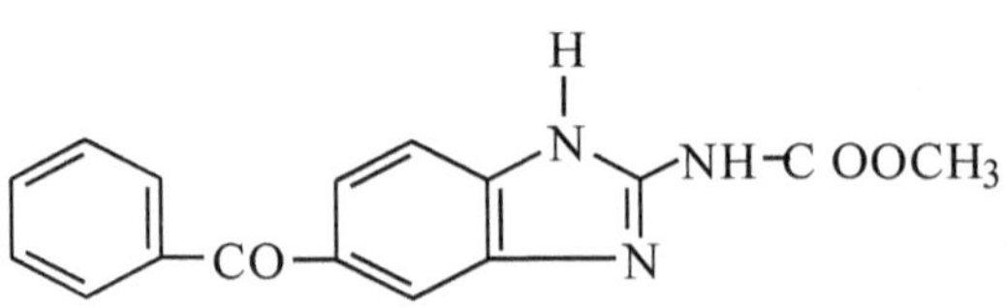

Mebendazole

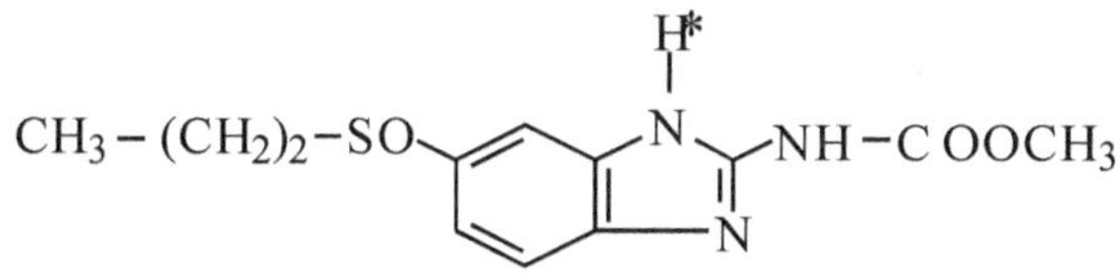

Albendazole

En phytochimie, on est en droit de supposer que si l'on isole d'une plante, une molécule de structure proche des molécules de ces diverses spécialités pharmaceutiques, ou à tout le moins, une molécule comportant l'un des noyaux de base de ces spécialités, elle pourrait avoir les mêmes propriétés pharmacologiques. On peut aussi simplement formuler qu'à partir du noyau de base ou d'une molécule plus élaborée, on peut plus facilement entreprendre une synthèse totale conduisant aux molécules des différentes spécialités pharmaceutiques pour le traitement des parasitoses.

Chapitre 8
Etude ethnobotanique de quelques plantes anthelminthiques utilisées au Congo

Cette étude a pour but de recenser les plantes anthelminthiques utilisées dans la pharmacopée traditionnelle congolaise à partir des données antérieures et des enquêtes sur le terrain.

Les travaux antérieurs sur la question nous ont servi de support pour les enquêtes sur le terrain. Ils nous ont permis de localiser les endroits où nous devrions trouver puis récolter facilement les plantes. Nous avons mené une étude bibliographique sur la base des recherches antérieures [10-26] qui nous a permis de disposer des informations sur les plantes médicinales connues. Dans cette étude, nous nous sommes orientés principalement sur l'identification des plantes médicinales à activité anthelminthique et anti-parasitaire. Ces plantes ont été ainsi classées selon les espèces, les familles et les formes d'utilisation, pour les plus importantes. Une même plante pouvant avoir plusieurs noms vernaculaires selon les localités, nous nous sommes abstenus de mentionner ces divers noms.

Les informations sur la préparation des recettes et leur usage ont été communiquées par les tradipraticiens ou les populations utilisatrices. Ces enquêtes ont été menées à Brazzaville et dans les Départements du Pool, des Plateaux et de la Cuvette Congolaise.

L'étude bibliographique et les enquêtes sur le terrain ont permis de recenser plus d'une centaine de plantes anthelminthiques regroupées en une cinquantaine de familles.

Ces plantes ne sont pas seulement anthelminthiques, mais elles sont aussi utilisées pour le traitement d'autres maladies selon les affirmations des tradipraticiens. Parmi ces plantes, 49 ont été les plus citées pour le traitement des parasitoses intestinales. Elles ont été sélectionnées pour le screening chimique et l'une d'elle a fait l'objet d'une étude chimique plus poussée.

Les parties de la plante les plus utilisées sont souvent les feuilles, les racines et les écorces qui sont administrées par voie orale après macération, décoction, infusion ou sous forme de poudre. Le tableau ci-après donne la liste des principales plantes anthelminthiques.

	Espèce	Famille	partie utilisée (forme)
1	*Mangifera indica*	Anacardiaceae	Amande (décocté, macéré, poudre)
2	*Acanthospermum*	Asteraceae	Feuilles, tige (décocté)
3	*Bidens pilosa*	Asteraceae	Feuilles, tige (décocté)
4	*Vernonia amygdalina*	Asteraceae	Feuilles (macéré)
5	*Funtumica elastica*	Apocinaceae	Feuilles, écorces (décocté)
6	*Markinia sp*	Bignoniaceae	Feuilles (décocté)
7	*Carica papaya*	Caricaceae	Graines, feuilles (décocté, poudre)
8	*Chenopodium ambrosiodes*	Chenopodiceae	Feuilles, graines (macéré)
9	*Allablanckia floribunda*	Clusiaceae	Ecorces (décocté)
10	*Garcinia huilensis*	Clusiaceae	Racines, Tiges (suc)
11	*Mikania cordata*	Composées	Plante entière (décocté)
12	*Momordica charantia*	Cucurbitaceae	Tige, feuilles (infusion)
13	*Cucuropsis sp*	Cucurbitaceae	Feuilles (macéré)

14	*Luffa cylindrica* Linn.	Cucurbitaceae	Feuilles (macéré dans vin de palme)
15	*Tétracera potatoria* Afzel. Ex Don.	Dilleniaceae	Liane, feuilles (sève, décocté)
16	*Tetracera alnifolia*	Dilleniaceae	Feuilles (décocté)
17	*Alchornea cordifolia*	Euphorbiaceae	Ecorces, feuilles (décocté, macéré)
18	*Bridelia ferruginea/*	Euphorbiaceae	Feuilles (décocté)
19	*Drypetes gosseweileri* S. Moore	Euphorbiaceae	Ecorces (macéré)
20	*Hymenocardia ulmoïdes*	Euphorbiaceae	Ecorces (décocté)
21	*Sapium cornutum*	Euphorbiaceae	*Feuilles, écorces* (infusion)
22	*Calonchoba welwitschii* Gilg. (Oliv)	Flacourtiaceae	*Feuilles, écorces* (décocté)
23	*Solenostemon sp*	Lamiaceae	Feuilles (macéré)
24	*Aneulophus africanus* Benth.	Linaceae	*Feuilles, graines* (décocté)
25	*Loranthus sp*	Loranthaceae	Feuilles (décocté)
26	*Dissotis rotundifolia* Triana	Melastomata ceae	Plante entière, Feuilles (décocté, macéré)
27	*Pentaclethra etveldeana*	Mimosaceae	Ecorces (décocté)
28	*Syzygium brazzavillense*	Myrtaceae	Ecorces, feuilles (décocté, macéré)
29	*Eugenia sp*	Myrtaceae	Feuilles (macéré)
30	*Boerovia diffusa* Linn.	Nyctaginaceae	Rhizome, tige, feuilles (décocté)
31	*Millettia versicolor* Baker	Papilionaceae	Ecorces, feuilles (décocté)

32	*Arachis hypogea*	Fabaceae	Feuilles (macéré)
33	*Pentadiplandra brazzeana* Bailla.	Pentadiplandra ceae	Racines, graines (décocté)
34	*Piper guineense*	Piperaceae	Feuilles, graines (décocté)
35	*Fagara viridis* A. Chev.	Rutaceae	Ecorces, feuilles (décocté)
36	*Morinda morindoides* Bak.	Rhamnaceae	Ecorces, feuilles (décocté, poudre)
37	*Nauclea latifolia*	Rhamnaceae	Ecorces (décocté)
38	*Heinsia critina* G. Tayl.	Rhamnaceae	Ecorces (décocté)
39	*Pausinystalia macrocera*	Rubiaceae	Ecorces (jus)
40	*Citrus medica*	Rutaceae	Graines (poudre)
41	*Citrus sinensis*	Rutaceae	Ecorces de fruits (infusion)
42	*Fagara viridis*	Rutaceae	Ecorces (décocté)
43	*Maesopsis eminii* Engl.	Rhamnaceae	Ecorces, tiges (poudre)
44	*Manilkara koechlini*	Sapotaceae	Feuilles (décocté)
45	*Quassia africana* Baill.	Simarubaceae	Ecorces (macéré, décocté)
46	*Trema guinensis*	Ulmaceae	Feuilles, racines (décocté)
47	*Clerodendron spinescens*	Verbenaceae	*Plante entière (décocté)*
48	*Vitex doniana ou V. madiensis* Oliv.	Verbenaceae	Feuilles (décocté)
49	*Afromomum stipulatum*	Zingiberaceae	Racines (décocté)

Nous rappelons que la revue bibliographique et nos propres enquêtes auprès des tradipraticiens et des populations ont montré l'existence de beaucoup de plantes anthelminthiques. Plus d'une centaine de plantes anthelminthiques ont été recensées. Nous avons regroupé dans ce tableau les plantes les plus utilisées. Nous avons procédé par la suite à l'évaluation de l'activité anthelminthique de *Millettia versicolor* Baker et de quelques autres plantes recensées.

Chapitre 9
Evaluation de l'activité anthelminthique de *Millettia versicolor* Baker et de quelques autres plantes

L'objectif de cette étude est de confirmer ou d'infirmer les indications obtenues auprès des tradipraticiens sur l'activité anti-parasitaire des différents extraits de plantes. 20 plantes ont été retenues. Elles sont les plus utilisées des plantes qui ont été citées.

Cette étude a été réalisée selon le modèle utilisé par Guissou et al. [27] pour déterminer l'activité vermicide des recettes traditionnelles. La plante la plus utilisée, le *Millettia versicolor* Baker, a fait l'objet d'une seconde étude selon le modèle de B. Sen et F. Hawking [28].

1. Evaluation de l'activité anthelminthique de quelques extraits de plantes

Nous avons utilisé deux modèles animaux, le lombric (*Lombricus terrestri*) et le ténia pour réaliser les études pharmacologiques [27-28]. Les lombrics ou vers de terre qui font partie de la famille des oligochètes et de l'embranchement des annélides ont été utilisés parce qu'ils sont proches des helminthes et facilement accessibles. Le ténia est lui-même un helminthe.

Les lombrics sont des hermaphrodites qui possèdent un système nerveux, un appareil circulatoire et un appareil reproducteur constitué de cellules sexuelles. La reproduction se fait par accouplement, mais toutefois, coupés en morceaux, ils peuvent facilement se reconstituer en lombrics entiers. Les lombrics se nourrissent de matières organiques. Nous les avons trouvés, à Brazzaville, au bord de la rivière « Tsiémé » et dans la réserve maraîchère de Talangaï, sur les bordures du fleuve Congo. Les ténias ont été isolés des intestins grèles de souris.

Le matériel végétal est constitué indifféremment des parties des plantes utilisées par les tradipraticiens ou les populations. Il s'agit des feuilles, des racines, des tiges et des écorces des plantes les plus utilisées, récoltées pendant les enquêtes et puis séchées à l'abri des rayons solaires et de la poussière. Les différentes parties séchées sont reduites en poudre, laquelle sera utilisée pour la préparation des extraits.

2. Méthode d'étude avec le lombric comme modèle animal

On commence par préparer le milieu de survie du lombric. Le sable ordinaire a été utilisé comme milieu de soutien dans l'eau distillée. Il est préalablement lavé avec de l'eau distillée puis stérilisé pendant 48 heures. Dans une boite de pétri utilisée comme bac de survie : placer 100 grammes de sable; ajouter 35 millilitres d'eau distillée; homogénéiser par agitation.

Cinq lombrics sont placés dans le milieu de survie et leur comportement est observé pendant 24 à 72 heures, voire plusieurs jours (une dizaine de jours) si nécessaire.

La recherche de l'effet vermicide se fait alors à partir des extraits aqueux des plantes à étudier et d'un extrait méthanolique de l'une d'elles, le *Millettia versicolor* Baker. Les extraits ont été préparés selon deux protocoles, qu'il s'agisse de l'extrait aqueux ou de l'extrait méthanolique.

a) Extrait aqueux : Une quantité de matériel végétal broyé est porté à ébullition pendant 10 minutes dans l'eau distillée. On refroidit à température ambiante avant la filtration. Le filtrat obtenu est utilisé pour la recherche de l'effet vermicide sur les lombrics.
b) Extrait méthanolique : L'extrait méthanolique de *Millettia versicolor* Baker est obtenu après une extraction continue au méthanol; on élimine le méthanol par évaporation au rotavapor; le résidu sera utilisé pour la recherche de l'effet vermicide sur les lombrics.

Les 20 plantes étudiées sont les suivantes :

1. *Alchornea cordifolia* Mull. Arg. 2. *Pentadiplandra brazzaena* Baill. 3. *Boerovia diffusa* Linn. 4. *Acanthospermum hispidium* DC. 5. *Calonchoba welwitschi* Gilg. G. D 6. *Luffa cylindrica* Linn 7. *Millettia versicolor* Baker 8. *Bridelia ripicola* 9. *Tetracera alnifolia* Wild. 10. *Loranthus sp*	11. *Futumina elastica* Stapp. 12. *Dissotis rotundifolia* Triana 13. *Vermonia amygdalina* Del. 14. *Nauclea latifolia* 15. *Garcinia huilensis* G. Welw. ex Oliv. 16. *Manilkara koechlinii* 17. *Heinsia critina* G. Tayl. 18. *Trema guinensis* 19. *Pausinystalia macrocera* 20. *Momordica charantia*

Pour l'évaluation de l'effet vermicide, on place 100 grammes de sable préalablement lavé et stérilisé dans les bacs de survie et on ajoute cette fois, 35 millilitres d'extrait de plante à différentes concentrations. L'ensemble est homogénéisé puis on introduit cinq lombrics dans chaque bac de survie. Un lot témoin de cinq lombrics est introduit dans un bac de survie contenant uniquement de l'eau distillée. On observe pendant 72 heures l'évolution des lombrics, c'est-à-dire leur comportement et leur létalité.

Le syndrome d'intoxication se manifeste par une hypermobilité des lombrics dont la mort est marquée par la lyse parasitaire après inanition de courte ou longue durée. L'expérience est répétée cinq fois.

L'analyse des résultats est basée sur la relation dose-effet après l'apparition de la mortalité 100 % dans un lot d'étude. La relation létalité/temps est évaluée en fonction du temps de contact et la létalité est comparée à celle d'un anthelminthique témoin pris comme produit de référence. Le levamisole a été utilisé comme produit de réference. L'effet vermicide est considéré comme efficace quand le delai d'action de l'extrait sur les lombrics est court, une à six heures.

a. Méthode d’étude avec le ténia comme modèle animal

Les vers isolés de l'intestin grèle de la souris sont placés dans des boites de Pétri contenant un milieu de survie et des concentrations croissantes de l'extrait étudié. Des boîtes témoins permettent de comparer l'action du produit. Après 24 heures d'incubation à 37 °C, on observe à la loupe binoculaire la vitalité des vers. La mort des vers traduit l'action du produit à la concentration correspondante (concentration letale).

b. Résultats

Nous avons observé une activité ténicide de l'extrait méthanolique de *Millettia versicolor* Baker sur *Hymenolepsis nana* à une concentration de 0,50 mg/ml. Nous avons également noté une bonne action vermicide sur le lombric des extraits aqueux et méthanolique de *Millettia versicolor* Baker et des autres plantes étudiées. Les résultats des effets vermicides des différents extraits, ceux de l'étude comparative de la cinétique d’effet, de même que ceux de la relation dose-effet sont notés.

3. Cas particulier de *Millettia versicolor* Baker

L’étude réalisée sur les extraits aqueux et méthanolique de *Millettia versicolor* Baker a montré que ces extraits avaient l'effet vermicide le plus important sur le *Lombric terrestri.* Dans la perspective d’une étude chimique de cette plante, en vue de l’isolement des molécules à partir des extraits actifs, il nous a paru indiqué d’étendre l'étude de l’effet vermicide des extraits aqueux et méthanolique à d’autres extraits d'une part, et de rechercher la toxicité et la cytotoxicité des extraits actifs d'autre part.

Aspects botaniques

Millettia versicolor Baker (Papilionaceae) est un arbre qui peut atteindre 30 mètres de haut et 60 centimètres de diamètre ; écorces desquamantes en bandes ; rameaux finement striés, glabres. Feuilles de 10 folioles, avec pétiolules de cinq millimètres de long : pétiole et rachis couverts de poils épars ; pétiolules vélus ; limbe papyracé glabre en dessus, garni de poils très courts et serrés en dessous ; panicules simples atteignant 40 centimètres de long et 12 centimètres de large ; fleurs solitaires ; corolle mauve avec tâches jaunes sur l’étendard ; gousses oblongues de 10 à 20 centimètres de long et un et demi à trois et demi centimètres de large, acuminées, d'abord brunes puis jaunâtres ; graines plates, ovales, de couleur rouge-foncé. *Millettia versicolor* Baker se rencontre dans les zones pré-forestières de la cuvette congolaise et dans les savanes arborées.

Nous donnons ci-après des images de cet arbre.

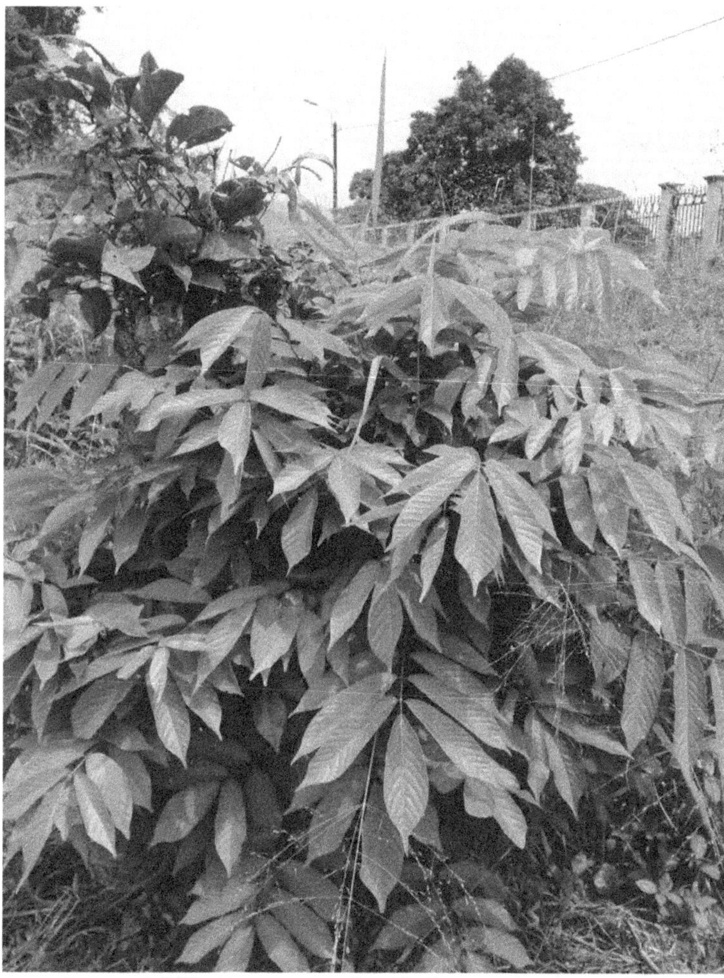

Jeune Millettia versicolor Baker : plante entière.
(Image prise à Owando, décembre 2014).

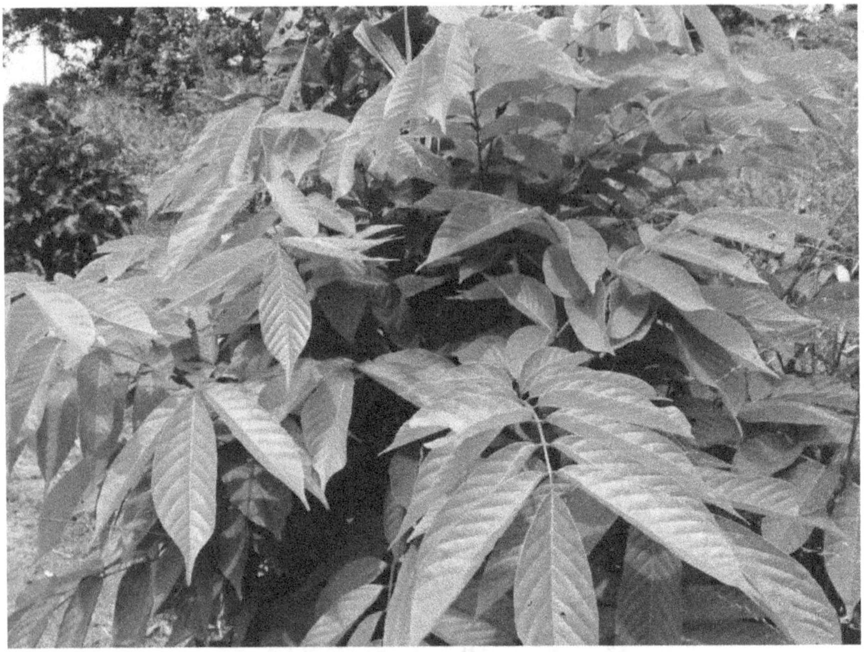

Jeune Millettia versicolor Baker : vue de prêt.
(Image prise à Owando, décembre 2014).

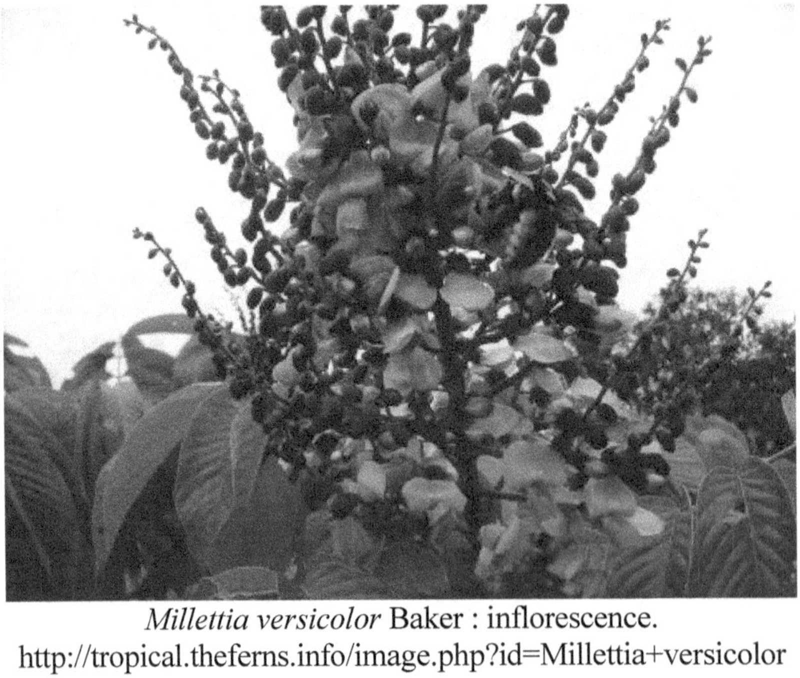

Millettia versicolor Baker : inflorescence.
http://tropical.theferns.info/image.php?id=Millettia+versicolor

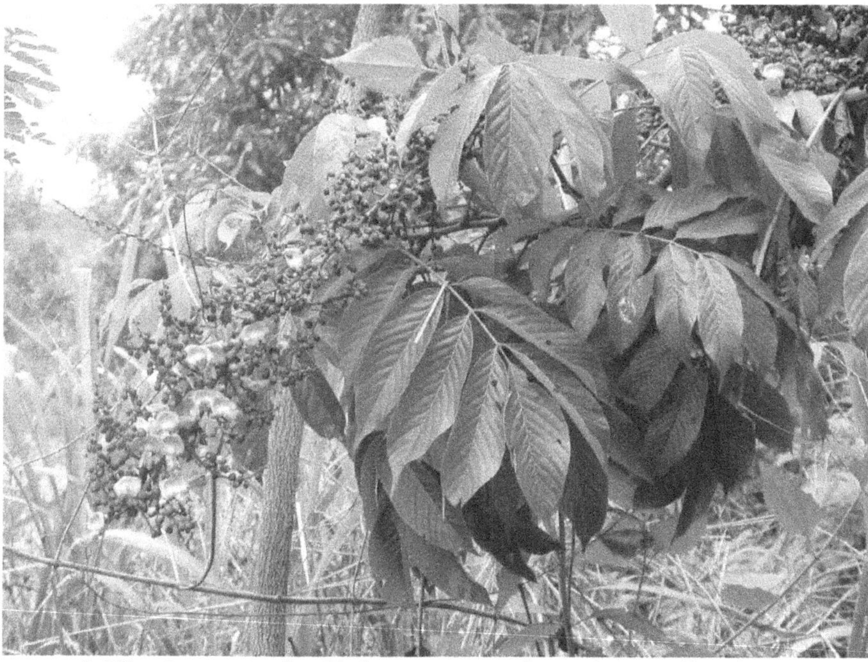

Millettia versicolor Baker : tronc et branches en floraison.
http://tropical.theferns.info/image.php?id=Millettia+versicolor

Nous donnons ci-dessous quelques noms vernaculaires de *Millettia versicolor* Baker au Congo :

- en Lari : loubota ;
- en Téké : omboro ;
- en Bembé : louboto ;
- en Mbochi : ombolo ;
- en Likouba : ngouma louboto
- en Vili : mbota.

Usages médicinaux

Les feuilles et les écorces des racines ou du tronc de *Millettia versicolor* Baker sont utilisées sous forme de décoction pour le traitement des parasitoses intestinales, des maux de reins, de ventre et de la toux. Le décocté est absorbé à jeun, à raison d'une cuillère à café matin, midi et soir pour les enfants, d'un demi-verre pour les adultes. Le jus d'écorce peut être administré, mais il est recommandé de diminuer la dose car il a la réputation d'être une drogue très dangereuse [11].

Délayé dans l'eau bouillante, il est utilisé en bain de vapeur dans le traitement des rhumatismes et des courbatures fébriles [10, 11]. La décoction des racines est souvent utilisée pour le traitement de la stérilité des femmes et l'impuissance sénile des hommes [10, 11].

Etude pharmacologique des extraits

Toxicité aiguë

Le caractère dangereux de *Millettia versicolor* Baker révélé par Bouquet [11] et qui a été signalé dans la région de la cuvette Congolaise à la suite du décès accidentel d'un adulte et de deux enfants après la prise d'un décocté de cette plante nous a conduits à rechercher la toxicité de cette plante.

Cette étude a été réalisée comme décrite ci-dessous. Rappelons d'abord que la dose minimale mortelle ou létale d'une substance est la dose capable d'entraîner la mort des animaux après une seule administration. L'observation se fait dans les 72 heures qui suivent l'administration de l'extrait. L'étude a été réalisée avec six lots d'une espèce de souris (mâles et femelles) dont les poids sont compris entre 18 et 25 grammes ; chaque lot compte trois animaux.

- Un lot reçoit de l'eau distillée par voie orale à la dose d'un millilitre par kilogramme et sert de témoin.
- Cinq lots reçoivent par la même voie l'extrait de la plante à étudier aux doses respectives de 200, 400, 800, 1600 et 3200 milligrammes par kilogramme.

Immédiatement après administration du produit, les animaux sont placés dans des cages d'observation et l'état général est observé pendant 72 heures et apprécié macroscopiquement par comparaison à celui des animaux témoins.

Cytotoxicité

Elle a été réalisée sur les cellules cancéreuses humaines de la lignée Kb sur les extraits bruts de méthanol et d'eau entre 0,1 et 50 milligrammes par millilitre.

Activité anthelminthique

Cette étude a été faite dans les mêmes conditions que celles réalisées pour la toxicité aiguë, mais en l'étendant sur un plus grand nombre d'extraits organiques. Le lombric a été utilisé comme modèle animal.

Les divers extraits organiques ont été obtenus par extractions successives ainsi qu'il suit :

- Extraction au soxhlet avec du méthanol suivie d'extractions successives avec divers autres solvants organiques.
- Extrait aqueux obtenu par infusion puis lyophilisation et extractions successives avec divers solvants comme précédemment.

Résultats

Le résultat de l'étude toxicologique a montré qu'il n'y avait aucune mortalité observée avec l'extrait aqueux de *Millettia versicolor* Baker aux doses comprises entre 200 et 3200 milligrammes par kilogramme.

L'étude cytotoxique a montré que les deux extraits aqueux et méthanolique étaient atoxiques jusqu'à 50 milligrammes par millilitre.

L'évaluation de l'activité anthelminthique a donné les résultats suivants :

- Les extraits à l'heptane, au chlorure de méthylène et à l'acétate d'éthyle ne présentent aucune activité vermicide.
- Les extraits aqueux, méthanolique et butanolique ont un effet vermicide qui se manifeste au bout de quatre heures. L'efficacité maximale est atteinte en quatre heures pour l'extrait méthanolique et en 12 heures pour les extraits aqueux et butanolique. L'extrait méthanolique est ainsi le plus actif.

Les résultats obtenus dans les différentes expériences indiquent une activité inhibitrice in vitro sur le lombric dans tous les extraits étudiés à l'exception de ceux de *Heinsia critina* où les vers sont restés vivants jusqu'à plus de 72 heures, ce qui est contraire aux observations de Bouquet [11] qui indique l'usage de son décocté comme vermifuge.

Les plantes suivantes sont classées comme efficaces : *Alchornea cordifolia, Millettia versicolor, Funtumia elastica, Bridelia ripicola et Nauclea latifolia*. Leur délai d'action est très court, une heure à trois heures, avec un temps d'effet maximum de moins de sept heures.

Les extraits de *Boerovia diffusa, Vermonia amygdalina, Pauinystalia macrocera, Loranthus sp, Manilkara koechlinii, Dissotis rotundifolia* et *Trema guinensis* ont un délai d'action assez long, de 12 à 72 heures. On peut considérer que ces plantes ont une efficacité modérée, voire assez faible.

Pour une même plante, l'efficacité des extraits est différente selon la nature du solvant d'extraction, ce qui est tout à fait compréhensible. Il en est ainsi de *Millettia versicolor* Baker. Son extrait méthanolique est plus efficace que son extrait aqueux ; ce dernier est aussi le plus efficace de tous les extraits aqueux de toutes les plantes étudiées.

L'étude cinétique comparée montre que l'extrait méthanolique de *Millettia versicolor* Baker est le plus efficace de tous les extraits, avec le pourcentage de 100% de morts atteint au bout d'une heure pour une dose de 20 milligrammes par millilitre. Suivent ensuite en efficacité les décoctés aqueux de : *Millettia versicolor, Alchornea cordifolia et Funtumia elastica.*

L'activité anthelminthique de certaines de ces plantes a été signalée dans quelques travaux. Asuzu et al. [29] indiquent que les extraits aqueux de *Nauclea latifolia* ont un effet anthelminthique sur les larves de *Trichostrongylus.* Banzouzi et al. [30] ont isolé l'acide ellagique à partir d'un extrait d'Alchornea *cordifolia.* Cet acide possède une activité antiparasitaire, plus pariculièrement sur le plasmodium. Ces trois plantes comme toutes les autres utilisées dans cette étude font partie du répertoire congolais des plantes anthelminthiques [31]. Elles ont été citées comme plantes anthelminthiques par Adjanohoun [10] et Bouquet [11].

Le levamisole, molécule à noyau imidazolique, utilisé comme produit de référence a montré un effet vermicide très important sur les lombrics qui n'ont survécu que pendant une très courte durée tout comme le pamoate de pyrantel (Combatrin) qui a montré un grand effet toxique sur le lombric [27].

Le modèle basé sur le lombric ou sur le ténia comme support biologique d'essais pharmacologiques que nous avons utilisé a permis de vérifier l'activité antiparasitaire des extraits de plantes utilisées par nos populations pour le traitement des parasitoses intestinales.

L'étude réalisée sur le lombric a montré que l'extrait méthanolique du *Millettia versicolor* Baker est le plus efficace des extraits organiques ; son décocté aqueux et ceux d'*Alchornea cordifolia*, de *Funtumia elastica* et de *Nauclea latifolia* sont par ailleurs les plus efficaces des extraits aqueux.

Des études sur la recherche de l'activité vermicide ont été réalisées sur d'autres extraits de *Millettia versicolor* Baker, notamment les extraits au chlorure de méthylène, à l'heptane, à l'acétate d'éthyle et au butanol. Les résultats ont montré un effet vermicide efficace sur l'extrait au butanol et aucun effet sur les autres extraits.

Les extraits aqueux, butanolique et méthanolique de *Millettia versicolor* Baker ayant montré une bonne activité vermicide, l'étude chimique approfondie, dont le but est d'isoler des molécules actives, a été faite à partir de l'un de ces extraits. Nous avons cependant commencé par réaliser un screening chimique.

Chapitre 10
Screening chimique de *Millettia versicolor* et de quelques autres plantes anthelminthiques utilisées au Congo

Comme on le sait, cette étude a pour objectif l'identification des familles chimiques contenues dans les différents extraits de quelques plantes médicinales à activité anthelminthique utilisées au Congo Brazzaville. Les généralités sur cette question, en particulier les tests chimiques mis en oeuvre [32-36] ont été développées dans le chapitre six de la première partie. Nous n'y reviendrons pas. Nous donnerons simplement les résultats obtenus. Rappelons toutefois que les constituants chimiques organiques des végétaux comprennent des métabolites primaires et des métabolites secondaires. Les métabolites secondaires sont spécifiques à l'espèce végétale ; ils sont en fait la première cible d'investigation. Ils sont constitués des alcaloïdes, des flavonoïdes, des saponines, des stéroïdes, des tannins, des terpènes etc.

Le matériel végétal est constitué de plusieurs échantillons de plantes sous forme de tiges, de feuilles, ou d'écorces récoltés dans leur milieu écologique (savanes, forêts et brousses) pendant les enquêtes sur le terrain. Ces échantillons ont été séchés pendant un certain temps à l'abri des rayons solaires puis réduits en poudre à l'aide d'un mortier. La poudre des différentes plantes est utilisée pour préparer par décoction ou macération les différents extraits qui ont servi à la réalisation des tests chimiques.

Nous avons préparé deux types d'extraits : l'extrait aqueux et l'extrait organique avec le méthanol pour nous rapprocher des conditions des tradipraticiens, l'utilisation de l'eau et du vin de palme pour la préparation de drogues à base des plantes étant une pratique courante en médecine traditionnelle congolaise.

1. Extrait aqueux

Cinq grammes de matière végétale réduite en poudre sont introduits dans un bécher de 250 millilitres contenant 100 millilitres d'eau distillée. On fait bouillir pendant 20 minutes, puis on laisse refroidir à température ambiante avant de filtrer. Le filtrat aqueux obtenu est utilisé pour la recherche des constituants chimiques (alcaloïdes, flavonoïdes, saponines, tannins, terpènes et stéroïdes).

2. Extrait méthanolique

Cinq grammes de poudre de matière végétale de chaque plante sont macérés dans 50 millilitres de méthanol dans un ballon de 100 millilitres. Après agitation puis filtration, la solution est placée dans une ampoule à décanter. On ajoute de l'éther de pétrole puis on agite la solution. On récupère la phase alcoolique que l'on concentre à l'aide d'un rotavapor. Le sirop obtenu est acidifié avec de l'acide chlorhydrique puis filtré. Le filtrat obtenu est utilisé pour la recherche des alcaloïdes et des saponines. Le résidu est dissout dans 50 millilitres de méthanol puis filtré à nouveau. Ce filtrat servira à la recherche des autres constituants chimiques.

3. Résultats

Le screening chimique a été réalisé sur les plantes anthelminthiques les plus citées au cours de l'enquête ethnobotanique.

On note la présence de plusieurs familles chimiques dans la majorité des extraits de plantes étudiées. Nous constatons l'absence des terpènes et des stéroïdes dans les extraits aqueux alors qu'ils sont présents dans tous les extraits méthanoliques. Les saponines et les tannins sont présents tant dans les extraits méthanoliques que dans les extraits aqueux. Les alcaloïdes, les quinones et les flavonoïdes sont présents seulement dans certains extraits.

Il a été signalé dans la littérature que plusieurs groupements chimiques sont souvent responsables d'une activité pharmacologique spécifique. Ainsi Kahn et al. [37], Norton [38] et Butter [39] ont montré dans leurs différents travaux que les tannins étaient souvent responsables de l'activité anthelminthique. Robert et al. [40] dans une étude sur les nouvelles molécules biologiques, et Sofowora A. [41] pensent aussi que les saponines sont responsables de l'activité anthelminthique. Cette activité a été aussi attribuée aux phénols par Raaijmakers [42]. Certains terpènes révélés par les travaux de Behr [43], Raj [44], Susplugas et al. [45], Yadav et al. [46] auraient aussi une activité anthelminthique ; il s'agirait des terpènes lactoniques et des acides terpéniques. Les quinones posséderaient également une activité anthelminthique ; celle-ci a été mise en évidence par les travaux d'Ogweno Midiwo et al. [47]. Enfin les travaux de Lyddiard et al. [48] et ceux de Sheena P. [49] signalent que les flavonoïdes auraient aussi une activité anti-parasitaire.

Résultats du screening chimique des extraits aqueux

Espèce/Famille (partie utilisée)	Alcaloïdes	Flavonoïdes	Quinones	Saponines	Stéroïdes terpènes	Tannins
Mangifera indica /Anacardiaceae (Amande)	-	-	-	+	-	+
Acanthospermum hispidum D.C./Asteraceae (Tige feuillée)	+	-	+	-	-	+
Bidens pilosa /Asteraceae (Tige feuillée)	+++	-	+	+	-	+
Vermonia amygdalina/Asteraceae (Feuilles)	++	+	-	+++	-	++
Funtumia elastica/Apocinaceae (Ecorces)	++	+	+	+++	-	++
(Feuilles)	+	+	+	+++	-	+
Markinia sp /Bignoniaceae (Feuilles)	-	-	-	+	-	-
Carica papaya/Caricaceae (Graines)	-	-	-	++	-	-
Chenopodium Ambiophoniques/Chenopodiceae (Feuilles)	+	-	-	+	+	-
Garcinia huilensis/Clusiaceae (Racines, Tiges)	-	-	-	++	-	+
Mikania cordata/Composées (Plante entière)	-	++	+++	+	-	++
Momordica charantia /Cucurbitaceae (Tige feuillée)	++	+	-	+++	-	-
Cucuropsis sp/Cucurbitaceae						

(feuilles)	-	+	-	+	-	+
Luffa cylindrica/Cucurbitaceae (Feuilles)	-	+	++	-	-	++
Tétracera potatoria/Dilleniaceae (Feuilles) (Tiges)	+ +	- -	+ -	- -	- -	+ ++
Tetracera alnifolia/Dilleniaceae (Feuilles)	-	+	-	+	-	-
Alchornea cordifolia/Euphorbiaceae (Feuilles)	++	-	++	-	-	+
Bridelia ferruginea/Euphorbiaceae (Feuilles)	-	-	+	-	-	++
Drypetes gosseweillere/Euphorbiaceae (Ecorces)	-	+	-	(+)	-	+++
Hymenocardia ulminoides/Euphorbiaceae *Feuilles*	-	-	-	-	-	+
Sapium cornutum/Euphorbiaceae	+	-	+	-	-	+
Bridelia ripicola/Euphorbiaceae (Ecorces)	+++	++	+	-	-	++
Calonchoba welwitschi/Flacourtiaceae (Ecorces) (Feuilles)	+ -	- -	- -	- -	- -	+ +
Solenostemon sp/Lamiaceae (Feuilles)	++	-	-	++	-	-
Aneulophus africanus/Linaceae (Feuilles)	-	-	+	+	-	+
Antecleista sp/Logoniaceae (Feuilles)	+	-	+	+	-	-
Loranthus sp/Loranthaceae (Feuilles)	++	-	-	+	-	-
Dissotis rotundifolia/Melastomataceae (Plante entière)	-	-	+	++	-	+
Pentaclethra etveldeana/Mimosaceae (Ecorces)	+	+	-	+++	-	++
Syzygium brazzavillense/Myrtaceae (Ecorces) (Feuilles)	+ +	++ +	- +	- +	(+) -	+ +
Boerovia diffusa /Nyctaginaceae (Rhizomes)	-	+	+	+++	-	-

Millettia versicolor Baker/Papilionaceae (Ecorces) (Feuilles)	- -	+ +	- +	+ -	+ +	+ +
Arachis hypogea *Feuilles*	++	-	-	-	-	+
Pentadiplandra brazzeana/Pentadiplandraceae (Racines)	-	-	-	++	-	-
Piper guineense/Piperaceae (Graines)	+	-	-	-	-	+
Fagara viridis/Rubiaceae (Ecorces)	-	-	+	++	-	+++
Morinda morindoïdes/Rubiaceae (Feuilles)	+	+	-	-	+	+
Nauclea latifolia/Rubiaceae (Ecorces)	-	-	-	+	-	+
Heinsia critina/Rubiaceae (Ecorces de racines)	-	-	-	+++	-	++
Pauinystalia macrocera/Rubiaceae (Ecorces du tronc)	++	+	+	++	-	+
Citrus médica /Rutaceae (Graines)	-	-	-	-	-	-
Citrus sinensis/Rutaceae (Ecorces de fruits)	-	-	-	-	-	++
Maesopsis eminii/Rhamnaceae (Ecorces)	-	-	-	-	-	-
Manilkara koechlini /Sapotaceae (Feuilles)	-	+	-	-	-	++
Quassia africana/Simarubaceae (Ecorces)	-	-	-	+++	-	-
Trema guinensis/Ulmaceae (Feuilles)	-	-	-	++	-	++
Clerodendron spinescens/Verbenaceae	+	+	-	+	-	+
Vitex doniana ou Vitex doniana/Verbenaceae (Feuilles)	++	-	+	-	-	-
Afromum stipulatum/Zingiberaceae (Racines)	+	+	-	+	-	+

+++ = très abondant ; ++ = abondant ; + = présence ; (+) = trace ; - = absence

Résultats du screening chimique des extraits méthanoliques

Espèce/Famille (partie utilisée)	Alcaloïdes	Flavonoïdes	Quinones	Saponines	Stéroïdes terpènes	Tannins
Mangifera indica/Anacardiaceae (Amande)	-	-	++	-	-	+++
Acanthospermum hispidum DC/Asteraceae (Tige feuillée)	+	-	-	-	+	-
Bidens pilosa/Asteraceae (Tige feuillée)	+	-	++	-	++	+
Vermonia amygdalina/Asteraceae (Feuilles)	+	-	-	-	-	+
Markinia sp/Bignoniaceae (Feuilles)	+	-	-	-	-	-
Carica papaya/Caricaceae (Graines)	(+)	-	-	-	-	-
Chenopodium ambrosioïdes /Chenopodiceae (Feuilles)	+	-	-	-	++	-
Mikania cordata/Composées (Plante entière)	-	+	-	++	-	++
Momordica charantia/Cucurbitaceae (Tige feuillée)	++	-	-	+	+	-
Curcuropsis sp/Cucurbitaceae (Feuilles)	+	+	-	-	+	-
Luffa cylindrica/Cucurbitaceae (Feuilles)	-	+	++	-	+	+
Tétracera potatoria/Dilleniaceae (Feuilles) (Tiges)	+ +	- -	+ -	- -	+ +	+ +
Tétracera alnifolia/Dilleniaceae (Feuilles)	-	+	-	+	+	+
Alchornea cordifolia /Euphorbiaceae (Feuilles)	+	-	++	-	+	++
Bridelia ferruginea /Euphorbiaceae (Feuilles)	++	-	-	+	-	-
Drypetes gossweileri/ Euphorbiaceae (Ecorces)	-	+	-	+	++	+
Hymenocardia ulminoïdes/ Euphorbiaceae (Feuilles)	-	+	-	-	+	-
Sapium cornutum/ Euphorbiaceae	-	++	+++	-	-	++
Calonchoba welwitschi/ Flacourtiaceae (Ecorces) (Feuilles)	++ +	+ -	+ +	- -	- -	+ +

Solenostemon sp/Lamiaceae (Feuilles)	++	+	-	+	+	+
Aneulophus africanus/Linaceae (Feuilles)	-	-	+	+	-	+
Anteclëista sp/ Logoniaceae (Feuilles)	-	+	+	-	+	+
Loranthus sp/ Loranthaceae (Feuilles)	++	-	-	+	-	-
Pentaclethra etveldeana/ Mimosaceae (Ecorces)	+	-	-	-	-	+
Syzygium brazzavillense/ Myrtaceae (Ecorces) (Feuilles)	+ +	+ +	- -	- -	++ -	+ +
Boerovia diffusa/ Nyctaginaceae (Rhizomes)	-	+	+	-	-	++
Millettia versicolor Baker /Papilionaceae (Ecorces) (Feuilles)	- -	- +	- -	- -	++ ++	+ +
Arachis hypogea/ Fabaceae (Feuilles)	++	+	+	-	-	+
Fagara viridis/Rubiaceae (Ecorces)	-	+	-	-	-	-
Morinda morindoïdes/ Rhamnaceae (Feuilles)	-	+	+	-	++	-
Nauclea latifolia/ Rhamnaceae (Ecorces)	-	+	-	-	+	+
Citrus médica/Rutaceae (Graines)	-	-	-	-	-	-
Citrus sinensis/ Rutaceae (Ecorces)	-	-	-	-	-	-
Maesopsis eminii/Rhamnaceae (Ecorces)	-	-	-	++	-	-
Manilkara koechlini /Sapotaceae (Feuilles)	++	-	-	+	++	-
Quassia africana/ Simarubaceae (Ecorces)	-	-	-	+++	+	-
Clerodendron spinescens/ Verbenacea (Plante)	-	+	-	-	+	-
Vitesse madiensis *ou V. doniana* /Verbenaceae (Feuilles)	+	-	+	-	-	+

+++ = très abondant ; ++ = abondant ; + = présence ; (+) = trace ; - = absence

Cette étude a abouti à la mise en évidence dans les extraits aqueux et méthanoliques des quinones, des tannins, des saponines et de certains terpènes qui pourraient expliquer l'utilisation des plantes contenant lesdits métabolites secondaires par les tradipraticiens pour le traitement des parasitoses intestinales. D'après les informations recueillies auprès des tradipraticiens, une plante médicinale a toujours traité plusieurs maladies. La présence de plusieurs familles chimiques dans un extrait peut expliquer cela dans la mesure où chaque molécule chimique est souvent responsable d'une activité biologique. C'est le cas de *Millettia versicolor* Baker où nous-mêmes [50] avons noté l'activité antiparasitaire d'une saponine dans un extrait de cette plante alors que Tagatsind et al. [51] ont isolé de cette plante une furanno-quinone qui est un anti-inflammatoire. Certaines molécules peuvent aussi avoir plusieurs effets à la fois, comme le montrent Robert P. B. et Steven J. G. [40] avec un diterpènoïde lactone qui aurait des activités antivirale et anthelminthique.

Le traitement actuel des parasitoses intestinales est basé essentiellement sur les produits dérivés des imidazoles et des benzimidazoles qui ont un large spectre d'activités [52], ce qui peut supposer que la présence des alcaloïdes dans certains extraits peut aussi être la source d'une activité anthelminthique.

Après le screening chimique réalisé sur un échantillon représentatif des plantes anthelminthiques recensées, nous avons poursuivi, comme signalé plus haut, l'étude chimique sur une seule plante, le *Millettia versicolor* Baker.

Chapitre 11
Etude chimique de *Millettia versicolor* Baker

Nous avions dit que le décès d'un adulte et de deux enfants à Mossaka, Département de la Cuvette, à la suite de l'absorption du décocté de *Millettia versicolor* Baker a été le déclencheur de notre intérêt pour l'étude des plantes anthelminthiques du Congo. Par ailleurs :

- *Millettia versicolor* Baker a été l'une des plantes les plus citées par les tradipraticiens et les populations au cours de nos enquêtes.
- L'étude bibliographique a montré qu'elle n'a été que très peu étudiée comme plante anthelminthique.
- L'extrait méthanolique du *Millettia versicolor* Baker est le plus actif de tous les extraits des plantes anthelminthiques de notre échantillon.

Aussi, avons-nous jugé normal de commencer notre étude chimique par cette plante.

Cette étude a été menée de la manière suivante :

- aperçu bibliographique des études chimiques réalisées sur les *Millettias* médicinaux ;
- étude chimique de *Millettia versicolor* Baker.

Nous avons commencé par une revue bibliographique, afin de rassembler des informations sur les différentes études antérieures réalisées sur le genre *Millettia*. Nous nous sommes intéressés aux données sur les études chimiques antérieures, en particulier aux molécules isolées à partir des extraits des *Millettias* médicinaux. Nous notons que beaucoup de molécules de flavonoïdes ont été isolées des *Millettias* médicinaux [53-64], de même que quelques molécules de terpènes/terpènoïdes [65-69].

Au Congo, on a recensé neuf *Millettias* médicinaux qui sont utilisés dans la médecine traditionnelle. Nous donnons ci-après la liste des neuf espèces de *Millettia*.

Millettia / espèce	Usages en médecine traditionnelle
1) *Millettia barteri* (Benth. Dunn.)	Tisane d'écorces utilisée pour traiter les troubles mentaux.
2) *Millettia bicolor* Dunn.	Feuilles ramollies au feu puis on utilise des gouttes pour le traitement des filaires de l'œil, des otites et des douleurs dentaires. Les jeunes feuilles sont utilisées pour le traitement des affections vaginales.
3) *Millettia congolensis* De Wild & th dur	Traitement des filaires de l'œil ; il est aussi utilisé comme antalgique ; les jeunes feuilles sont utilisées dans le traitement des affections vaginales et des abcès.
4) *Millettia drastica* Welw. ex Back	Le décocté des écorces est utilisé pour le bain des pieds afin de se débarrasser des chiques. Le jus des racines traite les céphalées et les sinusites. Celui des écorces calme les fous.
5) *Millettia elskensii* De Wild.	Les feuilles pilées avec les graines de maniguette calment les douleurs lombaires après frissonnement.
6) *Millettia eetveldeana* (Micheli) Hauman	Le frissonnement avec le jus des racines ou le bain de vapeur avec le décocté des feuilles sont utilisés en cas de fatigue généralisée et de courbatures fébriles. Le décocté des écorces du tronc est utilisé pour soigner l'épilepsie.
7) *Millettia laurentii* De Wild.	Les écorces sont utilisées pour le traitement de la toux convulsive et l'asthme. Le bain de vapeur traite les courbatures fébriles, les crises

	épileptiques. La poudre des écorces calme les douleurs gastriques ou intestinales. Elle est aussi utilisée dans le traitement des dermatoses cutanées, la hernie et la constipation.
8) *Millettia sanagana* Harms	Mêmes indications que *Millettia laurentii*, mais il a une action vomitive par voie interne. Il est aussi utilisé comme analgésique et anti-oedèmes par voie externe. Les racines traitent le mal des oreilles.
9) *Millettia versicolor* Baker	Le jus des feuilles ou son décocté sont utilisés comme anthelminthiques. Les jeunes feuilles sont réputées dangéreuses. Bain de vapeurs utilisé dans le traitement des rhumatismes et des courbatures fébriles. Pulpe de feuilles ou d'écorces après massage du front et des reins en cas de douleurs lombaires et de céphalées. Le décocté des racines soigne la stérilité chez les femmes.

Des neuf *Millettias* médicinaux recensés au Congo, seul le *Millettia* versicolor Baker est reputé anthelminthique. Ceci justifie une fois de plus notre choix de l'étude de cette plante.

Millettia versicolor Baker est une Papilionacée qui existe dans plusieurs régions du Congo [10, 11], notamment dans la Cuvette, les Plateaux, la Bouenza, le Pool et la Sangha où il est utilisé pour traiter plusieurs maladies telles que la parasitose intestinale, la douleur, le paludisme, la stérilité et aussi comme antibactérien. Dans la sous-région d'Afrique centrale, on signale sa présence en République Démocratique du Congo [70, 71] où il est utilisé comme antibactérien et antiparasitaire et au Cameroun où il est utilisé comme anti-inflammatoire [51].

Les populations utilisent soit les extraits des écorces de la plante, soit les extraits des feuilles. Nous nous sommes donc intéressés à l'étude des extraits des deux organes : les écorces et les feuilles. Il s'agit en l'occurrence, de nous rapprocher le plus possible des conditions des traditpraticiens ou des populations.

1. Etude chimique des écorces de *Millettia versicolor* Baker

Naturellement, nous avons commencé cette étude sur les écorces du tronc par un screening chimique préliminaire.

Nous avons ensuite poursuivi l'étude chimique de la manière suivante :

- extractions successives au soxhlet avec l'éther de pétrole, le chlorure de méthylène puis le méthanol ;
- isolement par chromatographies successives sur colonnc et sur plaque ;
- détermination des structures des composés.

Screening chimique

Le screening chimique des extraits des écorces du *Milletia versicolor* Baker a permis de confirmer la présence de plusieurs familles chimiques. On note que les terpènes et les stéroïdes sont présents dans l'extrait à l'éther de pétrole alors que les tannins et surtout les saponosides sont observés dans l'extrait méthanolique. Dans l'extrait aqueux, on note la présence de saponines et de stéroïdes. Aucune présence d'alcaloïdes, de flavonoïdes ni de quinones n'est observée.

Extraction à l'éther de pétrole

La poudre d'écorces (1490 grammes) est extraite en continu dans un soxhlet avec de l'éther de pétrole à l'ébullition. Après concentration à sec, on obtient 9,69 grammes d'extrait brut, soit 0,65 % de rendement. Cet extrait brut est repris à l'éther de pétrole froid. On obtient un insoluble de 4,44 grammes et une fraction liquide de 5,25 grammes. La fraction liquide est soumise à des chromatographies sur colonne de silice H60 et sur plaque de gel de silice. On a pu alors noter la présence de huit produits.

Les masses et les Rf des divers produits sont reportés dans le tableau ci-dessous.

Produits	1	2	3	4	5	6	7	8	9
Masse (g)	4,44	-	-	0,008	0,009	-	-	-	0,152
Rf (CH_2Cl_2)	0	0,13	0,18	0,24	0,28	0,48	0,70	0,91	0,93
Rf(CH_2Cl_2/ CH_3OH) (5/1: v/v)	0,95								

Extraction au méthanol

La poudre d'écorces précédemment traitée est à nouveau extraite en continu dans un soxhlet avec du méthanol à l'ébullition. Après concentration à sec et reprise au méthanol froid, on obtient un précipité et un surnageant. La chromatographie sur papier du précipité (23 g) a révélé l'existence d'un seul composé ayant les Rf suivants : Rf (BAW, 4.1.5) = 0,28 ; Rf (AcOH) = 0,91.

Isolement

La fraction liquide de l'extrait à l'éther de pétrole est soumise à des chromatographies sur colonne de silice H60 et sur plaque de gel de silice ainsi que nous l'avons signalé ci-haut. On a pu alors noter la présence de huit produits. Trois de ces produits ont pu être séparés dont un avec une quantité assez appréciable de 0,152 gramme.

Nous représentons ci-après le diagramme d'extraction et d'isolement.

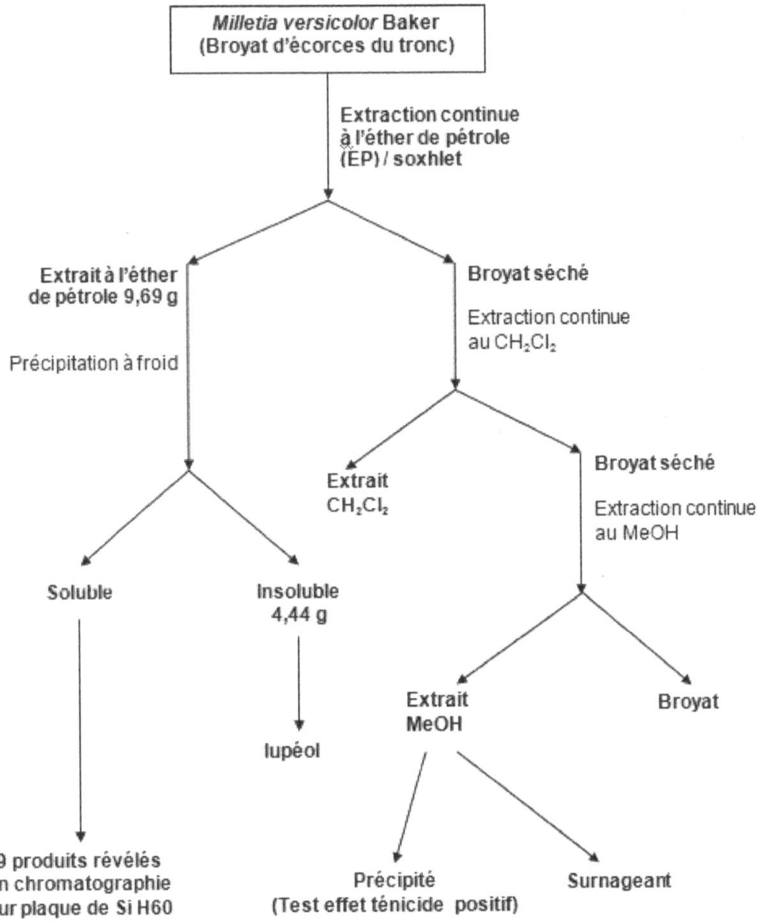

Diagramme d'extraction et d'isolement
des écorces de *Millettia versicolor* Baker

Détermination de la structure du composé isolé

L'un des composés isolés avec une quantité appréciable de 0,152 gramme a fait l'objet d'analyse de structure à l'aide de méthodes spectrales classiques. Il s'agit d'un composé connu, le lupéol, un triterpène pentacyclique et en définitive, la structure a été établie essentiellement par comparaison de ses spectres RMN ^{13}C et RMN ^{1}H à ceux d'un échantillon de référence. Nous reportons ci-dessous les signaux du spectre RMN du carbone 13 du composé isolé.

Signaux du spectre RMN ^{13}C du composé isolé (75,6 MHz, $CDCl_3$)

33,2(C-1), 25,3(C-2), 76,2(C-3), 37,5(C-4), 49,0(C-5), 18,3(C-6), 34,1(C-7), 41,0(C-8), 50,2(C-9), 37,3(C-10), 20,8(C-11), 25,1(C-12), 38,0(C-13), 43,0(C-14), 27,4(C-15), 35,6(C-16), 42,9(C-17), 48,3(C-18), 48,0(C-19), 151,0(C-20), 29,8(C-21), 40,0(C-22), 28,2(C-23), 22,1(C-24), 15,9(C-25, C-26), 14,5(C-27), 18,0(C-28), 109,3(C-29), 19,3 (C30).

On en tire la structure suivante qui est celle du lupéol :

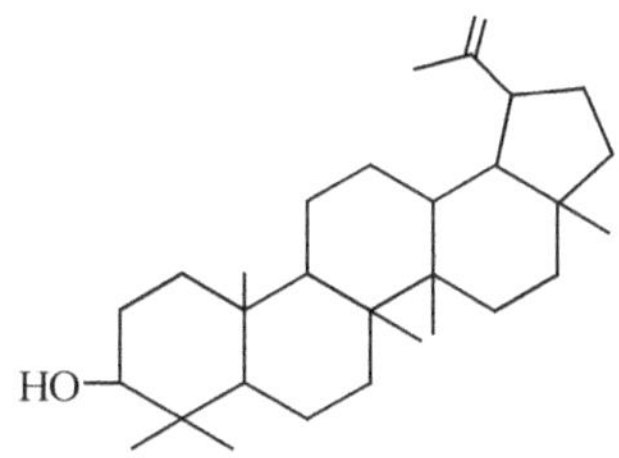

Lupéol

Les autres composés ont été aussi retrouvés dans les feuilles et ont été identifés.

2. Etude chimique des feuilles de *Millettia versicolor* Baker

Comme pour les écorces, nous avons commencé cette étude par la réalisation d'un screening chimique préliminaire, afin d'identifier les familles chimiques présentes dans les feuilles et de les comparer à celles trouvées dans les écorces du tronc. On note la présence des tannins, des terpènes et stéroïdes dans les extraits aqueux et méthanolique. Contrairement aux écorces, on observe ici la présence des flavonoïdes et celle des quinones. La suite de l'étude chimique des feuilles s'est faite telle que décrite ci-après.

Les solvants suivants : eau, méthanol et chlorure de méthylène ont été utilisés pour préparer les extraits afin de réaliser une chromatographie analytique (CCM) dans les solvants migrateurs suivants : l'heptane, le chlorure de méthylène, l'acétate de méthyle, le méthanol et l'acétone. Après avoir réalisé les premières plaques, nous avons fait deux extractions, l'une par soxhlet au méthanol et l'autre par une décoction aqueuse. Le choix de ces deux solvants s'explique par le fait que les tests réalisés sur les extraits de ces deux solvants ont montré qu'ils avaient une certaine activité biologique. Ces extractions ont été réalisées de la manière suivante :

- extraction continue au soxhlet avec du méthanol suivie d'extractions successives avec divers autres solvants. La recherche de l'activité anthelminthique a été immédiatement réalisée sur les extraits de chaque solvant ;
- extraction aqueuse par infusion puis lyophilisation suivie d'une extraction avec divers autres solvants comme précédemment. Nous avons là aussi recherché l'activité anthelminthique des extraits de chaque solvant.

Les deux diagrammes d'extraction sont repris ci-après.

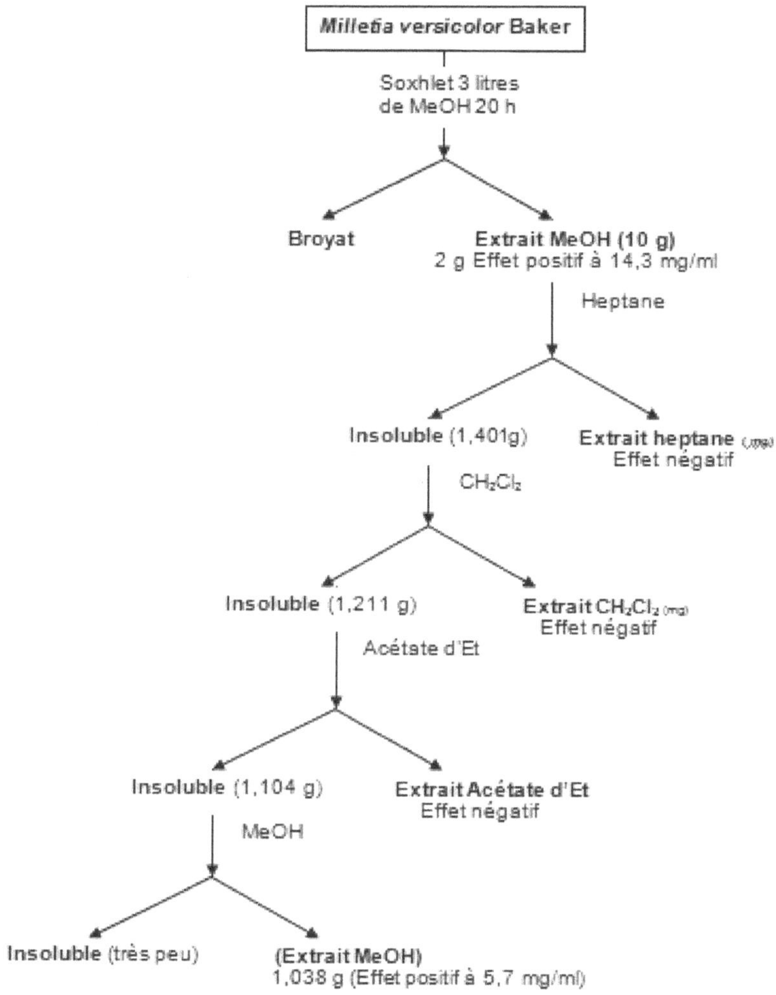

Extraction continue de l'extrait méthanolique des feuilles de *Millettia versicolor* Baker et évaluation de l'activité anthelminthique des extraits

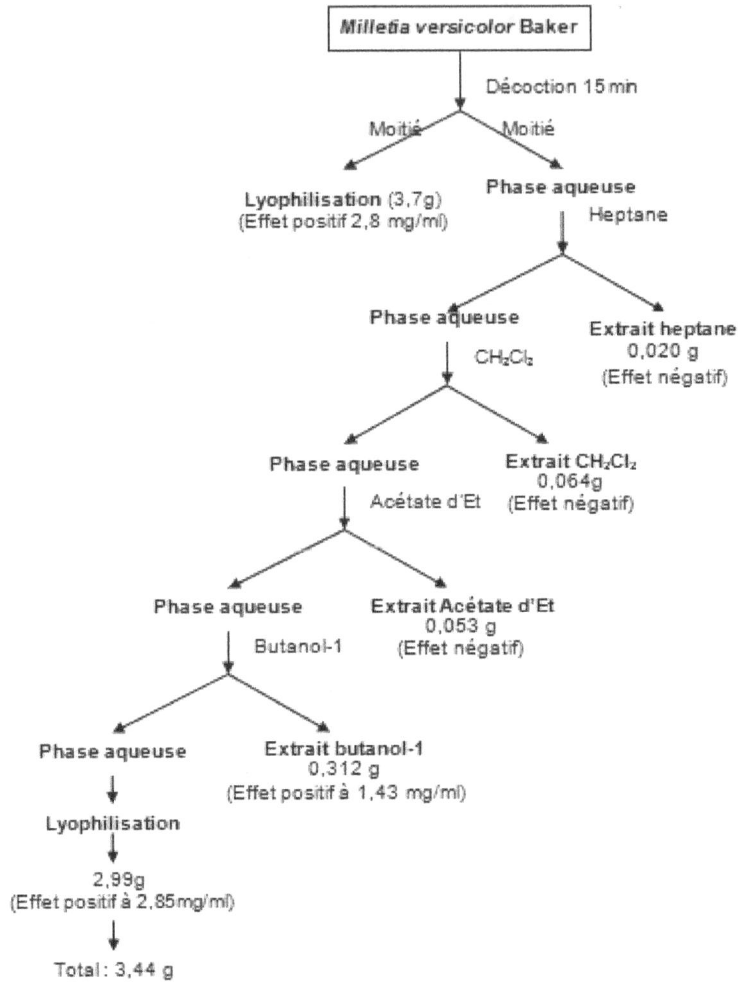

Extraction continue du décocté des feuilles de *M. versicolor* Baker et évaluation de l'activité anthelminthique des extraits

La chromatographie analytique montre la présence des mélanges de plusieurs composés. En dehors de l'heptane où l'on ne constate aucune migration, le chlorure de méthylène et l'acétate d'éthyle semblent être des solvants qui donnent une bonne migration de nombreux composés. Ces solvants ont été choisis comme solvants de base pour l'isolement des composés.

Le traitement des fractions des extraits méthanoliques et de l'extrait aqueux, en chromatographie en phase gazeuse couplée à la spectrométrie de masse, a permis d'identifier les structures de plusieurs composés, notamment des stérols et des acides gras. Nous avons retrouvé le lupéol que nous avions isolé et identifié dans l'un des extraits des écorces.

Nous donnons ci-après les structures de quelques autres composés identifiés. Il s'agit de triterpènes pentacycliques monohydroxylés comme le taraxastérol et le ß-amyrine ; de stérols comme le stigmastérol ; enfin de quelques acides organiques.

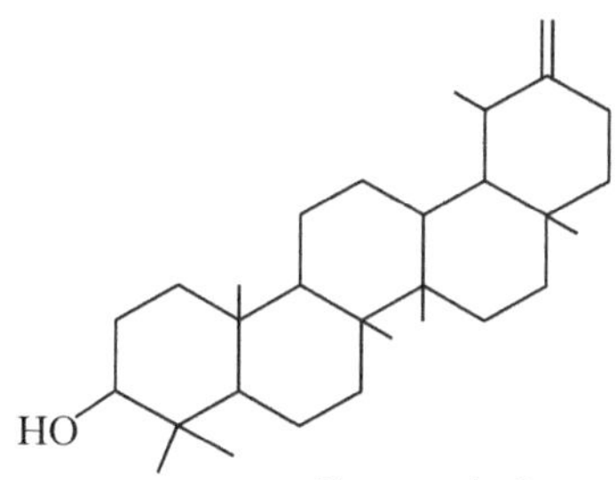

Taraxastérol

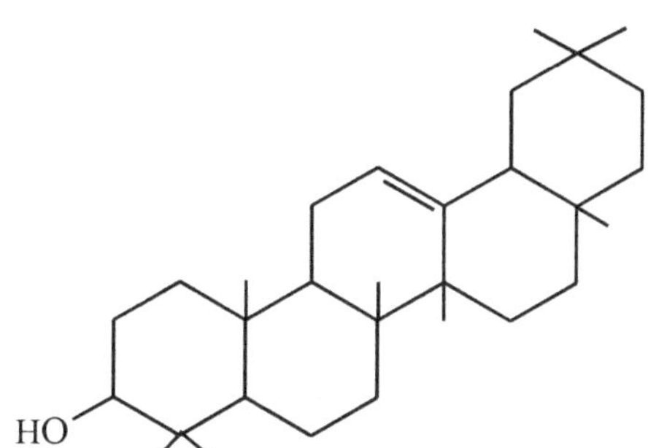

ß-Amyrine

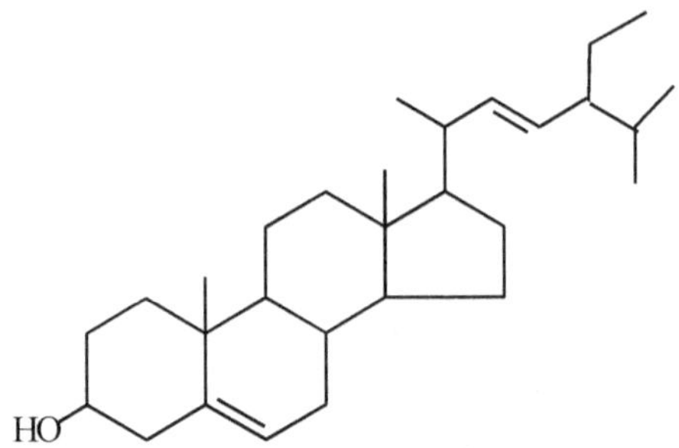

Stigmastérol

CH_3-$(CH_2)_{12}$-COOH

Acide tétradecanoïque (acide myristique)

CH_3-$(CH_2)_{13}$-COOH

Acide pentadecanoïque

CH_3-$(CH_2)_{14}$-COOH

Acide hexadecanoïque

CH_3-$(CH_2)_{16}$-COOH

Acide octadecanoïque (acide stéarique)

Le screening chimique et pharmacologique des plantes anthelminthiques du Congo a permis de mettre en évidence plusieurs familles chimiques dont les flavonoïdes, les tannins, les saponines et les terpènes/stéroïdes d'une part, et de prouver une activité anthelminthique liée à certains de ces métabolites secondaires d'autre part [72].

L'étude chimique réalisée à partir des écorces du tronc a abouti à l'isolement d'un composé à partir de l'extrait à l'éther de pétrole, il s'agit d'un terpènoïde, le lupéol qui est un produit connu. On peut signaler qu'il a été isolé à partir du *Securinega tinctoria* par Carvalho et al. [66], mais nous l'avons isolé pour la première fois dans les extraits des écorces et des feuilles de *Millettia versicolor* Baker. Le précipité de l'extrait au méthanol qui serait une saponine a développé une activité ténicide.

La furoquinone [51] est le seul composé isolé à partir de *Millettia versicolor* Baker par une autre équipe de chercheurs et elle présente une activité anti-inflammatoire.

A partir des extraits alcooliques des feuilles de *Millettia versicolor* Baker, plusieurs composés ont été identifiés. Il s'agit des triterpènoïdes, des stérols et des acides gras, déjà cconnus certes, mais que nous avons isolés pour la première fois de cette plante. Parmi les stérols identifiés, il y a le stigmastérol qui avait été isolé à partir du *Prunella vulgaris* [73] et des *Millettia dielsiana, nitida, pendula* et *pachycarpa* [74].
Le ß-amyrine est un triterpénol pentacyclique connu qui avait été isolé à partir des *Millettias pendula* et *thonnigii* [75, 76].

Pour ce qui est des acides gras, signalons que Vieux Aliette et al. [77] en ont isolé quelques-uns à partir du *Millettia laurentii* en République Démocratique du Congo.

Rappelons au terme de cette seconde partie, que les parasitoses intestinales sont des affections bien définies au plan médical et bien prises en charge au plan thérapeutique, au niveau de la médecine moderne. Cependant, les populations congolaises, surtout celles de l'arrière-pays, ont souvent recours aux plantes médicinales pour leur traitement. Dès qu'une plante ou qu'une recette est reputée avoir des propriétés pour l'éradication des vers intestinaux, les populations s'en servent.

L'absorption à des doses élevées d'un décocté d'une plante anthelminthique, le *Millettia versicolor* Baker, a provoqué le décès d'un adulte et de deux enfants dans le district de Mossaka, Département de la Cuvette, en 1983. Ce drame a été le déclencheur de notre intérêt pour l'étude des plantes anthelminthiques du Congo.

Nous avons entrepris d'étudier, au triple plan ethnobotanique, pharmacologique et chimique, quelques plantes anthelminthiques et particulièrement l'une d'elles, le *Millettia versicolor* Baker. L'étude bibliographique et les enquêtes sur le terrain ont permis de recenser plus d'une centaine de plantes anthelminthiques regroupées en une cinquantaine de familles.

Ces plantes ne sont pas seulement anthelminthiques, mais elles sont aussi utilisées pour le traitement d'autres maladies selon les affirmations des tradipraticiens. Parmi ces plantes, 49 ont été les plus citées pour le traitement des parasitoses intestinales. Elles ont été sélectionnées pour le screening chimique et l'une d'elle, le *Millettia versicolor* Baker, a fait l'objet d'une étude chimique plus poussée.

L'étude bibliographique nous a permis de disposer des données sur les molécules isolées à partir du genre *Millettia.* Ces molécules sont constituées en majorité des flavonoïdes dont un grand nombre n'a pas une activité biologique connue.

L'isolement et l'identification des molécules ont été réalisés à partir des extraits actifs obtenus après une étude pharmacologique préliminaire réalisée sur le lombric et le ténia à partir de l'extrait méthanolique. Cet extrait, qui a subi plusieurs séparations en chromatographie préparative puis un passage en CPG couplé à la spectrométrie de masse a conduit à l'identification des stérols, le lupéol et le stigmastérol comme produits majoritaires et des acides gras, l'acide hexadécanoïque et l'acide octadécanoïque comme produits minoritaires.

Ce travail constitue notre modeste contribution à la valorisation de la pharmacopée traditionnelle congolaise d'une part et africaine de l'autre. Il a permis d'avoir une meilleure connaissance des plantes anthelminthiques utilisées au Congo.

L'évaluation de l'activité biologique a été réalisée sur les extraits aqueux d'une vingtaine de plantes. Tous les extraits ont montré une activité vermicide avec une efficacité qui a varié selon les plantes, à l'exception de l'extrait du *Heinsia critina* et de celui des feuilles du *Calonchoba welwischii* qui n'ont montré aucune activité.

Un screening chimique a été réalisé sur les extraits aqueux et méthanoliques des plantes les plus citées pendant les enquêtes. Il a permis de mettre en évidence plusieurs familles chimiques, notamment les polyphénols, les saponines et les tannins dans la majorité des extraits ; les alcaloïdes, les quinones et les flavonoïdes sont seulement présents dans quelques extraits. Les terpènes et les stéroïdes qui ne sont pas présents dans les extraits aqueux sont par contre abondants dans les extraits méthanoliques.

Une étude chimique plus poussée a été réalisée sur le *Millettia versicolor* Baker. Elle a été faite sur un des extraits actifs, en l'occurrence, l'extrait au méthanol et a abouti à l'identification de quelques molécules connues : des triterpènoïdes (le lupéol, le ß-amyrine), des stérols (le stigmastérol) et des acides gras dont l'acide hexadécanoïque et l'acide octadécanoïque.

Nous n'avons pas isolé de composés à noyaux imidazole ou benzimidazole qui sont des noyaux de base des molécules chefs de file des spécialités pharmaceutiques antiparasitaires ou anthelminthiques actuelles comme l'albendazole, le mebendazole, le flubendazole ... etc.

Toutefois, la présence des alcaloïdes dans de nombreux extraits des plantes anthelminthiques recensées est une bonne indication de la présence de métabolites possédant des noyaux des molécules anthelminthiques.

Références bibliographiques

1) Parasitologie Mycologie, Association Française des Professeurs de Parasitologie, 2é édition, Editions C. et R. (1985).
2) Proust J.: Maladie infectieuses, Parasitologie, Collection de l'infirmière, Fascicule 3, Editions Vigot (1981).
3) Nozais J. P., Datry A., Danis M : Parasitologie Médicale, Editions Pradel, Paris (1996).
4) Golvan **Y. J.**: Eléments de Parasitologie Médicale, Editions Médicale Flammarion (1969).
5) Gentilini M**.** : Médecine Tropicale, Editions Flammarion (1993).
6) Bourée P**.** : Abrégé de Maladies Tropicales, Editions Masson (1987).
7) Bourée P**.** : Aide mémoire de parasitologie, Editions Flammarion (1994).
8) Bourée P. : ABC des examens en Médecine Tropicale, Editions Masson (1987).
9) Houmba-Mayindou M. J**. :** Mémoire pour l'obtention de la Licence en Sciences de la Santé, Option Laboratoire, Brazzaville (1993), N°Acq : 5341.
10) Adjanohoun E. E**. :** Contribution aux études ethnobotaniques et floristiques en République du Congo, ACCP, Paris, (1988) 159 p.
11) Bouque**t** A. : Féticheurs et médecine traditionnelle du Congo Brazzaville, OROSTOM, Paris, 36, (1969) 282 p.
12) Bouquet A. : Plantes médicinales du Congo Brazzaville, Mémoires OROSTOM, Paris, 13 (1972) 112p
13) Bouquet A. : Les plantes médicinales et toxiques du Congo Brazzaville, Mémoires OROSTOM, Paris, (1966).
14) Bouquet A. : Les plantes médicinales et toxiques du Congo Brazzaville, Mémoires OROSTOM, Paris, (1967).
15) Bouquet A. : Les plantes médicinales et toxiques du Congo Brazzaville, Mémoires OROSTOM, Paris (1968).
16) Baniakina J**. :** Inventaire des plantes médicinales de Dimonika, Mémoires ORSTOM, (1982) 231p.
17) Sita P., Moutsamboté J. M. : Catalogue des plantes vasculaires du

Congo, Document CERVE.-ORSTOM, Brazzaville, (1988) 55p.
18) Musampa Nseya, Louembé D., Ouabonzi A. : Enquête ethnobotanique, Etude pharmacologique et chimique des plantes anti-infectieuses de la région du Pool, Congo Brazzaville, Rapport OMS-Bureau Régional, Brazzaville, (1988) 48p.
19) Moutsamboté J. M. : Dynamique de la reconstitution de la forêt Yombe (Dimonika, République Populaire du Congo), Thèse de Doctorat 3ème Cycle, Ecologie Végétale, Université de Boordeaux III, (1985) 301p.
20) Bitsindou M. : Enquêtes sur la phytothérapie traditonnelle à Kindamba et Odzala (Congo) et analyse des convergences d'usages des plantes médicinales en Afrique Centrale, Thèse de Doctorat, Université Libre de Bruxelles, (1997) 482p.
21) Makany, L. : La végétation des plateaux Tékés, Collection des travaux de l'Université de Brazzaville, (1976) 301p.
22) Chevalier, A. : Les plantes de l'Oubangui et du Moyen Congo, JTBA, (1951) 249-257
23) Koechlin, J. : Sur quelques usages de plantes spontanées de la région de Brazzaville, Bull. Inst. Etudes Centrafricaines, Nouvelle série, 2, (1951) 103-109.
24) Koechlin, J. : Etude botanique et écologique des savannes du sud du Congo-Brazzaville, OROSTOM, Paris, (1961) 310p.
25) Founet A. : Recherches préliminaires sur les plantes et médicaments du congolais, Miocarpsium limaciopsis, OROSTOM, 111, (1975) 11p.
26) Diafouka A. J. P. : Analyse des usages des plantes médicinales dans quatre régions du Congo Brazzaville, Thèse de Doctorat, Université libre de Bruxelles (Belgique).(1997).
27) Guissou I. P., Ouedraogo S., Sanfo A., Some N., Lompo M. : Mise au point d'un modèle Biologique de test anti-parasitaire appliqué aux plantes médecinales, Pharm. Méd. Trad. Afr. 10, (1998) 105-113.
28) Sen B. and Hawking F.: Screening of pesticide compounds on *Hymenolepis nana* in vitro, Brit. J. Pharmacol., 15, (1960) 436-439.
29) Asuzu I. U., Njoku C. J.: The anthelmintic effect of *Alstonia boonei* and *Nauclea latifolia* leaf aqueous extracts on *Trichostrongylus* infective larves. Fitoterapia vol. L.XVII (3), (1996) 220-222.
30) Banzouzi J.T., Prado R., Menan H., Valentin A., Roumestan C., Mallie Pelssierer Y., Blache Y.: In vitro antiplasmodial activity of extracts of *Alchornea cordifolia* and identification of an active

constituent : ellagic acid, J. Ethnopharmacol., 81(3), (2002) 399-401.
31) Ongoka P. R., Abena A. A., Motom M., Ngoliélé A., Ekouya A., Diatewa M., Okemy-Andissa N. et Attié R. : Etude ethnopharmacologique de quelques plantes anthelminthiques du Congo-Brazzaville, Révue Méd. Pharm. Afr., 18, (2004) 153-159.
32) Webb L.J.: Australian phytochemical survey Part. II. Bull., 268, CSIRO, Melburne, Australia, (1952).
33) Webb L.J.: A preliminary phytochemical survey of Papua, New Guinea Pacific Science, 9, (1955) 430-441.
34) Arthur H. R.: A preliminary phytochemical survey of North Borneo, J. Pharm. Pharmacol., 5, (1954) 66-72
35) Arthur H. R., Creung H. T.: A phytochemical survey of the Hong Kong medicinal plants, J. Pharm. Pharmacol., 13, (1960) 567-572.
36) Klaus A. G., Douglas B.: A phytochemical survey of Malaya C.R., 3ème Congrès de la FIOSA, Tananarive, Sect. G. 19-24.
37) Khan and Diaz H.: Animal Science, School of Rural Science and natural Resources, University of New England, Armidale, NSW Australia (1997) 2351p.
38) Norton B.: School of land and food, the University of Queensland, Brisbane Qid 4072 Australia, (2001).
39) Butter N. L., Dawson J. M., Wakelin D., Buttery P. J.: Dietary tannins acting as anthelminthic agent, School of Biological Sciences, University of Nottingam, Sutton Bonington Campus, (2002).

40) Robert P. B., Steven J.G.: Molecular diversity, Bilogical diversity and Search for new drugs, Pure Appl. Chem., 70 (11), (1998).
41) Sofowora A. **:** Plantes et médecine traditionnelle d'Afrique. Ibadan (Nigria). 1982, 1ère Edition John Wiley& SONs Limited. Edition Karthala en Français.
42) Raaijmakers J. M.: Antibiotic producttion by Rhizosphere bacteria and their potential role in closed hydroponcs system, Wageningen Agricultural, University, Binenhaven 9, Wageningen, the Netherlands, (1998).
43) Behr S.: Andrographis paniculta, the key facts of therapeutic use, India J. Physiol. Pharmcol., 19(1), (1975).
44) Raj R.K.: Artemesia compounds, India J. Physiol. Pharmacol., 19 (14), (1975).

45) Susplugas C., Balansard G., Roossi J.C., Julien J., Gasquet M., Timon-David P.: Evidence of anthelminthication of aerial parts from inula viscosa ait., attribution to sesquiterpenic acid of this activity, ISHS Acta, Horiculturae, II International symposium on species and medicinal, (96), (1996).
46) Yadav S. B., Tripathi V.: A new triterpenoid from *Lantana camara*, Fitoterapia, 74, (2003) 320-321.
47) Ogweno Midiwo J., Yenesew A., Juma B. F., Derese S., Ayoo J. A., Aluoch A.O., Guchu S.: Bioactive compounds from Kenya, Ethno-Medicinal plants, Departement of Chemistry, University of Nairobi, Kenya, (2001).
48) Lyddiard J.R.A., Whitfield P.J., Barlett A.: Anti schistosomal bioactivity of isoflavonoids from *Millettia thonningii*, Journal of Parasitology, 88(1), (2002) 163-170.
49) Sheena P., Whitfield P. J.: Aqueous degradation of isoflavonoids in extract of *Millettia thonningii* which is larvicidal towards schistosomes, Phytotherapy Reseach, 9(6), (1995) 401-404.
50) Ekouya A., Tchissambou L., Onanga M., Ouabonzi A., Ongoka P., Bayitoukou A.: *Millettia versicolor*: Etude chimique et pharmacologique, Discovery and Innovation, 2 (2), (1990) 45-47.
51) Tagatsind M, Yankep E., Najem D., Fomum T., Nyasse B., Bodo B., Reccio C., Giner R. M., Rios J.: Identification of an anti-inflammatory. principle from the stem bark of *Millettia versicolor*, Letter Planta Med., 69, (2003) 767-770.
52) Pharmacologie clinique, bases de la thérapeutique, 2è édition, Expansion Scientifique Française, (1988) 2352p.
53) Palazzino G, Rosaoanaivo P., Federici E., Nicoletti M., Galeffi C.: Prenyllated isoflavonoids from *Millettia pervalleana*, Phytochemistry, 63 (4), (2003) 471-474.
54) Phrutivorapongkul A., Lipipum V., Ruangrunsi N., Kirtikara K., NishikawA K., Maruyama S., Watanabe T. , Ishikawa T.: Isolation of new chalcones with cytoxic, anti herpes simplex virus and anti-inflammatory activities, Faculty of Pharmaceutical Sciences, Chulalongkorn University, Bangkok, Thailand, Chemical & Pharmaceutical Bulletin, 51(2), (2003) 187-190 .
55) Sritularak B, Likhiwitayawuid K, Conrad J., Kraus W.: the flavonoids from *Millettia erythrocalyx*, Phytochemistry (Elsevier), 61(8), (2002) 943-947.
56) Rao C., Prakash, Krupadanam G. L.D.: an isoflavan from *Millettia*

racemosa, Phytochemistry, 35(6), (1994) 1597-1599.

57) Rao C., Prakash, Krupadanam G. L.D.: two prenylated isoflavans from *Millettia racemosa,* Phytochemistry, 41(4), (1996) 1223-1224.

58) Kumar R., Jagdish, Krupadanam G. L.D., Srimannarayana G.: isoflavans from *Millettia racemosa*, Phytochemistry, 28 (3), (1989), 913-916.

59) Galeffi C., Palazzino G., Rosaoanaivo P., Federici E., Nicoletti M., Rasolondratovo B.: two prenylated isoflavanones from *Milettia pervalleana*, Phytochemistry, 45(1), (1997) 189-192.

60) Chen C. C., Yuh L. Chen Y. P., Hsu Hon Y.: A study on the constituents of *Millettia reticulata* Benth, Tawaan Yaoxue Zazhi, 35(1), (1983) 89-93.

61) Yankep E., Njamen D., Tagatsing M., Fotsing Zacharias Fomum, Mbanya J. C., Giner R. M. M., Recio C., Salvador Manèz: Griffonianone D, an Isoflavone with anti- inflammatory activity from the root bark of *Millettia griffoniama*, J. Nat. Prod., 66, (2003) 1288-1290.

62) Ito C., Furukawa H., Ju-IIchi M.: Development of anti-tumor prometers from plant resources: struture elucidation and biological activities of new isoflavonoids from *Millettia taiwaniana,* Fac. Pharm. Meijo Univ., Japan, Meijo Daigaku Sogo kenkyusho kiyo, (6), (2001), 83-86.

63) Asomaning W. A., Amoako C., Oppong I. V., Phillips W. R., Addae-Mensha I., Osei-Twum E. Y., Weibel R. A. H.: Pyrano- and dihydrofurano-isoflavones from *Millettia thonningii*, Phytochemistry, 39(5), (1995) 1215-1218.

64) Yenesew A., Midiwo J. O., Waterman P. G.: Rotenoids, isoflavones and chalcones from the stem bark of *Millettia usaramensis subspecies*, Phytochemistry, 47 (2), (1997) 295-300.

65) Taketo U., Masakatsu F., Sachi I., Mitsuko M., Toshiyuki A., Tetsuo K. and Yasuo F.: New oleanane-type triterpène Saponins from *Millettia speciosa*, Heterocycles, 60 : 3, (2003) 655-661.

66) Carvalho L., Seita J.: Triterpenes from *Securinega Tinctoria*, Fitoterapia, Vol. LXVI n°: 3, (1995) 274p.

67) Toshihiro A., Parthasarathi G., Swapnadip T., Satoshi O., Toshitake T. and Taro M.: 24-Methylcholesta-5, 22E, 25-trien-3-ol and 24-ethyl-5- cholest-22E-en-3-ol from *Clerodendrum fragrans*, Phytochemistry, 27, (1988) 241-244.

68) Hisahi K., Noriko S., Akiko H. and Haruo O.: Sterol glucosides from

Prunella vulgaris, Phytochemistry, 29 (7), (1990) 2351-2355.
69) Hui W.H., Chan W.S.; Leung H.K.: Triterpenoïds and sterols from three *Millettia species*, Phytochemistry, 12(2), (1973) 474-475
70) Mulkay P., Delaude C., Darimont E., Breyne H.: Amylolytic capacity of african Fabaceae, Bulletin de la société royale des Sciences de Liège, 55(5-6), (1986) 627-631.
71) Ngiefu C., Kapela, Paquot C.: Oil plants of Zaïre, II Botanic families producing of oils medium no saturation, Univ. Nat. Zaïre, Kinshasa Zaïre, Oléagineux, 31(12), (1976) 545-547.
72) Ongoka P. R., Ekouya A., Diatewa M., Bakoumassé-Ngamba G. et Atti R. : Etude chimique des plantes médicinales : cas des plantes anthelminthiques du Congo Brazzaville, Revue Méd. Pharm. Afr., (18), (2004) 161-167.
73) Hisahi K., Noriko S., Akiko H. and Haruo O.: Sterol glucosides from *Prunella vulgaris*, Phytochemistry, 29 (7), (1990) 2351-2355.
74) Rathore J.S., Nagar A., Gupta S.R.: Minor constituents of *Millettia pendula*, Dep. Chem. Univ. Delhi., India Physical Sciences, 53 (2), (1983) 106p.
75) Hui W.H., Chan W.S.; Leung H.K.: Triterpenoïds and sterols from three Millettia species, Phytochemistry (Elsevier), 12(2), (1973) 474-475.
76) Sheena P., Whitfield P.J.: Aqueous degradation of isoflavonoids in extract of *Millettia thonningii* which is larvicidal towards schistosomes, Phytotherapy Reseach, 9(6), (1995) 401-404.
77) Vieux A., Kabele-Ngiefu C.: Oil plants in the Democratic Republic of the Congo, Univ. Lovanium, Kinshasa RDC, Oleagineux, 25 (7), (1970) 395-399.

Conclusion

Une plante médicinale bien ciblée, bien utilisée, peut apporter aux populations, une saine santé et jouer un rôle complémentaire à la médecine moderne, là où le médicament en vigueur à l'hôpital ne peut rétablir les équilibres biologiques du corps humain. L'on est en droit d'affirmer aujourd'hui que le savoir ancestral des plantes médicinales ou phytothérapie a enfin acquis droit de cité, dans la plupart des sociétés humaines à travers le monde, sans bien sûr qu'un quelconque anathème ne soit porté contre la médecine moderne. Bien au contraire.

Le succès de la phytothérapie s'explique également par le niveau de maîtrise technologique et scientifique que l'on atteint désormais dans ce domaine. L'agronomie, la chimie et la pharmacologie ont permis, en progressant, de mettre au point des formes thérapeutiques et galéniques plus sûres, plus adaptées, et plus efficaces.

L'avenir de la phytothérapie s'inscrit dans un contexte d'études phytochimiques incluant la standardisation des phytomédicaments, des recherches pharmacologiques et cliniques, ainsi que l'intégration des phytomédicaments à la thérapeutique conventionnelle. L'efficacité des médicaments de phytothérapie repose avant tout sur le choix des plantes qui entrent dans leur composition. Grâce aux travaux de phytochimie, on est en mesure de repertorier les espèces les plus intéressantes au sein d'une même famille botanique. De même, on sait choisir avec la plus grande précision la partie la plus active de la plante.

Comme je l'ai signalé au début de cet ouvrage, dans les divers travaux des pionniers, je me suis intéréssé avec d'autres, notamment, Laurent Tchissambou, feu Maurice Onanga, Pascal Robin Ongoka et Bedel Gaston Itoua, à l'étude des plantes anthelminthiques et à celles utilisées dans la pharmacopée traditionnelle congolaise pour le traitement d'une affection endémique dénommée « mwandza ». Notre ouvrage a porté ainsi sur ces deux cas de plantes. Ainsi donc, même sur le plan de la pharmacopée traditionnelle congolaise ou la chimie des plantes médicinales en général, notre ouvrage ne couvre pas tout le champ. Nous n'avons pas traité des autres spécialités de la chimie du végétal comme les plantes aromatiques, les plantes alimentaires, les plantes alicamentaires, pour estimer couvrir le vaste champ de la chimie du végétal au Congo.

Les travaux des autres pionniers congolais de la chimie du végétal portent sur d'autres spécialités. Autour du Professeur Thomas Silou d'une part, et du Professeur Jean-Maurille Ouamba d'autre part, par exemple, se sont constituées des équipes, véritables pôles d'excellence pour quelques unes de ces spécialités. A titre indicatif, nous donnons ci-après quelques titres de travaux ou de publications scientifiques qui viennent étayer notre propos.

Le Professcur Silou et son équipe ont beaucoup travaillé sur la valorisation des oléagineux comme le safoutier (*Dacryodes edulis*) et aussi sur les huiles essentielles. Voici un aperçu de titres d'articles scientifiques qui attestent de l'investissement du Professeur Silou et son équipe dans le domaine des lipides et des acides gras :

- Thomas Silou et al : Evolution des lipides de la pulpe de safou (*Dacryodes edulis*) en fonction de l'état de maturité du fruit (1990), Fruits 45, 5, 403-408.
- Thomas Silou et al : Contribution à l'étude de *Dacryodes edulis* : variation de la composition glycéridique de l'huile de la pulpe de safou en fonction de la maturité du fruit, (1990), Rev. Fse Corps gras, 38, 233-241.
- Thomas Silou et al : (1991), Détermination de la teneur en huile de la pulpe de safou (*Dacryodes edulis*) par réfractométrie, Fruits, 46, 1, 93-100.
- Thomas Silou et al, (1993), Note sur la composition en acides gras et en triglycérides de l'huile de safou en relation avec la solidification partielle de cette huile, Fruits, 46, 3, 271-276.
- Thomas Silou et al : Caractérisation physico-chimique et composition en acides gras des huiles de *Raphia sesse* et *Raphia laurentii* (2000), Tropicultura, 187 (1) 26-31.

- Thomas Silou et al : Nature et composition des classes de lipides de quatre espèces de cucurbitacées alimentaires du Congo Brazzaville (2005), Rivista Italiana delle Sostanze Grasse, 82, 147-151.

Pour leur part, le Professeur Ouamba et son équipe ont beaucoup travaillé sur la valorisation des plantes aromatiques et alicamentaires. A titre illustratif, nous donnons quelques titres de travaux et d'articles scientifiques portant particulièrement sur le domaine des huiles essentielles :

- Jean-Maurille Ouamba : Valorisation chimique des plantes aromatiques du Congo : extraction et analyse des huiles essentielles. Oximation des aldéhydes naturels ; Thèse de Doctorat d'Etat, (1991).
- Jean-Maurille Ouamba et al : Extraction et analyse chimique des huiles essentielles de quatre espèces de la flore congolaise, (1991), Rev. Med. Pharm. Afr., 5 (1), 5-12.
- Jean-Maurille Ouamba et al : Antibacterial and antifungal activities of essential oils of *Ocimum gratissimum* and *Ocimum basilicum* from Congo, Fitoterapia, 68 (2), (1997), 190-191.
- Jean-Maurille Ouamba et al : Constituants volatils de l'huile essentielle des feuilles de *Lantana salvifolia* Jacq. (Verbenaceae).
- Jean-Maurille Ouamba et al : Composition chimique des huiles essentielles de trois espèces du genre Cymbopogon (1993).
- Jean-Maurille Ouamba et al : Evolution de la teneur et de la composition des huiles essentielles de Lippia multiflora en fonction de la période de récolte (1992), Rev. Med. Pharma. Afr., 6, 2, 103-108.
- Jean-Maurille Ouamba et al : Propriétés chimiques, antibactériennes et antifongiques de l'huile essentielle de *Lippia multiflora* Moldenke, (2002), Rev. Med. Pharm. Afr. 16 (1), 31-37.

Nous arrêtons ici les quelques exemples que nous avons jugé utiles de citer pour montrer l'implication des autres pionniers de la chimie du végétal au Congo. On peut noter qu'il y a beaucoup d'autres travaux des autres chimistes congolais dans ce domaine de la chimie du végétal.

Structures éditoriales du groupe L'Harmattan

L'Harmattan Italie
Via degli Artisti, 15
10124 Torino
harmattan.italia@gmail.com

L'Harmattan Hongrie
Kossuth l. u. 14-16.
1053 Budapest
harmattan@harmattan.hu

L'Harmattan Sénégal
10 VDN en face Mermoz
BP 45034 Dakar-Fann
senharmattan@gmail.com

L'Harmattan Cameroun
TSINGA/FECAFOOT
BP 11486 Yaoundé
inkoukam@gmail.com

L'Harmattan Burkina Faso
Achille Somé – tengnule@hotmail.fr

L'Harmattan Guinée
Almamya, rue KA 028 OKB Agency
BP 3470 Conakry
harmattanguinee@yahoo.fr

L'Harmattan RDC
185, avenue Nyangwe
Commune de Lingwala – Kinshasa
matangilamusadila@yahoo.fr

L'Harmattan Congo
67, boulevard Denis-Sassou-N'Guesso
BP 2874 Brazzaville
harmattan.congo@yahoo.fr

L'Harmattan Mali
Sirakoro-Meguetana V31
Bamako
syllaka@yahoo.fr

L'Harmattan Togo
Djidjole – Lomé
Maison Amela
face EPP BATOME
ddamela@aol.com

L'Harmattan Côte d'Ivoire
Résidence Karl – Cité des Arts
Abidjan-Cocody
03 BP 1588 Abidjan
espace_harmattan.ci@hotmail.fr

L'Harmattan Algérie
22, rue Moulay-Mohamed
31000 Oran
info2@harmattan-algerie.com

L'Harmattan Maroc
5, rue Ferrane-Kouicha, Talaâ-Elkbira
Chrableyine, Fès-Médine
30000 Fès
harmattan.maroc@gmail.com

Nos librairies en France

Librairie internationale
16, rue des Écoles – 75005 Paris
librairie.internationale@harmattan.fr
01 40 46 79 11
www.librairieharmattan.com

Lib. sciences humaines & histoire
21, rue des Écoles – 75005 Paris
librairie.sh@harmattan.fr
01 46 34 13 71
www.librairieharmattansh.com

Librairie l'Espace Harmattan
21 bis, rue des Écoles – 75005 Paris
librairie.espace@harmattan.fr
01 43 29 49 42

Lib. Méditerranée & Moyen-Orient
7, rue des Carmes – 75005 Paris
librairie.mediterranee@harmattan.fr
01 43 29 71 15

Librairie Le Lucernaire
53, rue Notre-Dame-des-Champs – 75006 Paris
librairie@lucernaire.fr
01 42 22 67 13

www.ingramcontent.com/pod-product-compliance
Lightning Source LLC
LaVergne TN
LVHW010920061026
849535LV00007B/2157